Dr. Angela Fetzner

Diäten auf dem Prüfstand - Wunderwaffen oder tödliche Gefahr?

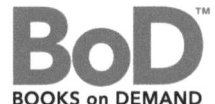

BOOKS on DEMAND

Qualität & Kompetenz
im Zeichen des Mörsers
von Ihrer Apothekerin
Dr. Angela Fetzner

Diäten auf dem Prüfstand - Wunderwaffen oder tödliche Gefahr?

Von
Dr. Angela Fetzner

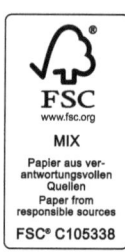

Bibliografische Information
der Deutschen Nationalbibliothek
Die Deutsche Nationalbibliothek verzeichnet
diese Publikation in der Deutschen National-
bibliografie; detaillierte bibliografische Daten
sind im Internet über http://dnb.dnb.de abrufbar.

Herstellung und Verlag: BoD
Books on Demand,
Norderstedt
Umschlaggestaltung: Michael Raab
Foto: © wwwdzupincom
fotolia.com
Buchsatz: Michael Raab
Gesetzt in: Palatino   11pt
Calibri   11pt

ISBN 9783744868143

Inhaltsverzeichnis

Paleo-Diät, Low Carb, Atkins-Diät, Weight Watchers -

Es vergeht kaum ein Tag, an dem nicht eine neue Diät, die jeweils *„ultimative Diät"*, angepriesen wird. Einen prüfenden Blick auf all diese Diäten zu werfen und Klarheit im Diätendschungel zu verschaffen, ist daher das Ziel dieses Ratgebers. Die Autorin erläutert als unabhängige und neutrale Expertin die Vor- und Nachteile aller Diäten und erklärt, welche Diät, für welchen Personenkreis geeignet ist. Das Buch ist also insofern ein Novum, da alle gängigen Diäten in einem Buch erklärt werden und diese wertfrei und objektiv besprochen werden.

Die Autorin berät und informiert als promovierte Apothekerin seit zwei Jahrzehnten zahlreiche Kunden. Als unabhängige Autorin und Apothekerin fühlt sich die Verfasserin dieses Buchs nur der Gesundheit und dem Wohl der Menschen verpflichtet.

Herzlichst Ihre Apothekerin Dr. Angela Fetzner

Prolog

Liebe Leserin und lieber Leser,

In diesem Ratgeber werden Ihnen die bekanntesten und beliebtesten Diäten vorgestellt. Sie werden erfahren, wie diese Diäten wirken, weiterhin werden die Vor- und Nachteile der einzelnen Diäten besprochen. Ferner wird erklärt, ob die jeweilige Diät empfehlenswert ist oder ob wegen etwaiger Nebenwirkungen davon abgeraten werden muss. Unentschlossene Abnehmwillige können erfahren, welche Diät sich am besten für sie eignet und welche nicht.

Abgesehen von der jeweiligen Empfehlung sollten Sie aber generell folgende Punkte beachten:

- Trinken Sie während einer Diät täglich drei Liter Wasser.
- Eine Diät sollte maximal zwei bis drei Wochen dauern.
- Falls Sie starkes Übergewicht haben, lassen Sie sich bitte vor der Diät bei Ihrem Hausarzt durchchecken. Außerdem ist es ratsam, sich während der Diät von Ihrem Arzt begleiten zu lassen.
- Bei akuten Krankheiten sollten Sie warten, bis Sie wieder voll genesen sind, bevor Sie mit der Gewichtsabnahme beginnen.
- Falls Sie unter einer chronischen Krankheit leiden, sollten Sie Ihr Vorhaben mit Ihrem Arzt besprechen.
- Auf Ihrem persönlichen Weg wünsche ich Ihnen viel Erfolg!

 7

Hinweis

Bezüglich der im Folgenden gemachten Ausführungen darf der Leser darauf vertrauen, dass die Autorin große Sorgfalt darauf verwendet hat, dass die Angaben in diesem Buch dem neuesten Stand der Wissenschaft entsprechen.

Erkenntnisse in der Medizin und Pharmazie sind jedoch niemals statisch, sondern unterliegen einem fortlaufenden Entwicklungsprozess. Alle Angaben können von daher immer nur dem aktuellen Wissensstand zum Zeitpunkt des Erscheinens des Buchs entsprechen. Deshalb kann die Autorin für die gemachten Angaben keinerlei Verantwortung und Gewähr übernehmen.

Die Durchführung der in diesem Buch beschriebenen Diäten erfolgt auf eigene Gefahr und auf eigene Verantwortung des Benutzers. Die Autorin übernimmt keine Haftung für Personen-, Sach- und Vermögensschäden aufgrund der Durchführung der hier erteilten Ratschläge.

Auch betreffend der in diesem Buch angegebenen und empfohlenen Dosierungen und Mengenangaben darf der Leser darauf vertrauen, dass die Autorin große Sorgfalt darauf verwendet hat, dass diese Angaben dem neuesten Stand der Wissenschaft entsprechen. Nichtsdestotrotz kann die Autorin für Angaben zu Dosierungsanweisungen keine Gewähr übernehmen. Jede Dosierung erfolgt auf eigene Gefahr des Benutzers.

Das Glyx-Prinzip

Auch wenn auf den ersten Blick eine gewisse Ähnlichkeit im Namen vorhanden ist: Mit Glück hat das Glyx-Prinzip nichts zu tun. Vielmehr bezieht sich der Name auf den glykämischen Index der Lebensmittel, die Sie bei dieser Diät zu sich nehmen.

So funktioniert das Glyx-Prinzip

Das Glyx-Prinzip gibt an, wie schnell der Organismus kohlenhydrathaltige Lebensmittel verdaut. Der Glyx oder glykämische Index (abgekürzt GI) ist also ein Maß zur Bestimmung der Wirkung eines kohlenhydrathaltigen Lebensmittels auf den Blutzuckerspiegel. Der Glyx bezeichnet hierbei den Blutzuckeranstieg nach dem Essen und damit indirekt auch die Insulin-Reaktion des Körpers. Genauer ist der Glyx definiert als die relative Fläche unter der 2-Stunden-Blutzuckerkurve nach der Einnahme von 50 g Kohlenhydrate. Die blutzuckersteigernde Wirkung von Traubenzucker gilt hierbei als Referenzwert. Essen Sie beispielsweise ein Stück Traubenzucker, kann der Körper diesen sehr schnell verdauen, weshalb der Blutzuckerspiegel auch sofort stark ansteigt.

Um den Zucker im Blut jedoch tatsächlich verwerten zu können und in Energie umzuwandeln, ist es notwendig, dass er vom Blut in die Zellen transportiert wird. Dieser Schritt geschieht mit Hilfe von Insulin. Bei Lebensmitteln wie Traubenzucker steigt der Blutzuckerspiegel schnell an.

Ebenso schnell schüttet die Bauchspeicheldrüse Insulin aus, um den Zucker in die Zellen zu transportieren.

Aufgrund der Geschwindigkeit, mit der dieser Vorgang abläuft, haben Sie jedoch schnell wieder Hunger und brauchen erneut etwas zum Essen. Wenn Sie schon andere Diäten gemacht haben, kennen Sie wahrscheinlich den berühmt-berüchtigten Heißhunger. Er entsteht, wenn der Blutzuckerspiegel zu schnell sinkt. Sie brauchen dann rasch neuen Zucker, um das Defizit auszugleichen. Lebensmittel, die einen rapiden Blutzuckeranstieg auslösen, haben einen hohen glykämischen Index und sind demnach bei der Glyx-Diät zu vermeiden. Lebensmittel, die dagegen einen niedrigen glykämischen Index haben und neben Kohlenhydraten zusätzlich Eiweiß und Fett enthalten, stehen bei dieser Diät im Fokus. Der Blutzuckerspiegel steigt hier langsamer an und damit ebenso die Ausschüttung von Insulin. Dadurch sind Sie länger satt und fühlen sich gleichzeitig über einen längeren Zeitraum fit.

Bei der Glyx-Diät handelt es sich aber nicht um eine reine Diät. Die Fürsprecher dieser Methode empfehlen diese Ernährungsform außerdem, um sich dauerhaft gesund zu ernähren und minderwertige Lebensmittel zu vermeiden. Damit Sie bei dieser Ernährungsform einen möglichst großen Erfolg verbuchen können, sollten Sie sich mit den Glyx-Werten der verschiedenen Lebensmittel beschäftigen. Mit einem GI von 100 steht Glucose ganz oben an der Spitze und gilt daher als Referenzwert.

Alle anderen Lebensmittel orientieren sich an Glucose, die zum Beispiel in der Medizin zum Einsatz kommt, wenn eine bedrohliche Unterzuckerung vorliegt und der Patient möglichst schnell auf die Beine kommen muss.

Im Internet finden Sie zahlreiche Tabellen mit den Glyx-Werten der wichtigsten Lebensmittel, so dass Sie sich einen guten Überblick über die Zusammensetzung Ihrer Speisen verschaffen können.

An dieser Stelle ein paar Beispiele, um das Prinzip zu verdeutlichen:

Ein französisches Baguettebrot hat einen GI von 95, ein Roggenvollkornbrot einen GI von 58, Pumpernickel 50.

Karotten haben einen glykämischen Index von 16, Kidneybohnen aus der Dose liegen bei 52 und Kartoffelbrei bei 85. Der GI von ungesüßtem Apfelsaft liegt bei 37, Orangensaft bei 50 und Fanta bei 68.

Quelle:

http://www.femininundfit.de/content/glykaemischer-index-tabelle-mit-gi-werten-von-getraenken-mit-glykaemischer-last

Achten Sie also darauf, möglichst viel Vollkornprodukte, Gemüse, Hülsenfrüchte, Soja und Obst zu sich zu nehmen. Bei Obst ist es wichtig, dass es sich um frisches Obst handelt. Früchte aus der Konserve sind häufig gezuckert und auch bei Trockenobst ist der GI aufgrund der höheren Dichte größer. Verzichten sollten Sie hingegen während der Diät auf Produkte aus Weißmehl, auf weißen raffinierten Zucker, auf gezuckerte Produkte wie Cornflakes, Marmelade und Nuss-Nougat-Creme. Da Alkohol ebenfalls einen Anstieg des Blutzuckerspiegels bewirkt, sollten Sie während einer Glyx-Diät idealerweise ebenfalls auf Bier, Rotwein oder Schnaps verzichten.

Pro und Contra der Glyx-Diät

Lebensmittel mit einem hohen GI führen zu einer starken Erhöhung des Blutzuckerspiegels, was anschließend zu einer starken Ausschüttung von Insulin führt. Deshalb wird von Befürwortern des Glyx-Prinzips postuliert, dass sich als Folge des Verzehrs von Lebensmitteln mit einem hohen GI etwa 2-4 Stunden nach dem Essen eine Unterversorgung mit Glucose ergibt. Dies wiederum führt zu einem ausgeprägten Hungergefühl und regt somit die Aufnahme von Lebensmitteln an, die den Blutzuckerspiegel schnell steigern, was zu einem Teufelskreis und schließlich zu Übergewicht führt.

Deshalb ist die Umstellung auf Kohlenhydrate mit einem niedrigen glykämischen Index eine wichtige Maßnahme zur Bekämpfung von Übergewicht. Kohlenhydrate mit einem niedrigen glykämischen Index, die sogenannten „guten" Kohlenhydrate, haben einen glykämischen Index von unter 50 und lassen den Blutzuckerspiegel nur langsam ansteigen. Entsprechend sorgen sie für ein lang anhaltendes Sättigungsgefühl. Gute Kohlenhydrate sind komplexe Kohlenhydrate mit genügend Ballaststoffen.

Sie sind in Lebensmitteln wie Vollkornprodukten, Gemüse und Obst enthalten, diese Nahrungsprodukte dürfen somit reichlich verzehrt werden. Zu den „schlechten" Kohlenhydraten gehören verarbeitete Getreideprodukte wie Weißbrot, geschälter Reis und alle Arten von Süßigkeiten - logisch, dass man diesen Produkten die kalte Schulter zeigen sollte. Denn diese Nahrungsmittel bestehen aus Einfachzuckern (den sogenannten Monosacchariden), die den Insulinspiegel rasch in die Höhe schnellen lassen.

Der glykämische Index der „schlechten" Kohlenhydrate liegt über 50. Mittlerweile gibt es mehrere Diäten, die dem Glyx-Prinzip Bedeutung beimessen, wie zum Beispiel die besprochene Glyx-Diät, aber auch die Montignac-Methode und die Logi-Diät.

Kritiker des Glyx-Prinzips sagen jedoch zu Recht, dass dieses keine neue Erkenntnis sei, sondern lediglich alter Wein in neuen Schläuchen. Denn der Verzehr von Vollkornprodukten und viel Obst und Gemüse bei gleichzeitiger Einschränkung von Weißmehlprodukten und Süßigkeiten wird ja schon lange Zeit im Rahmen einer vollwertigen Ernährung und auch zur Gewichtsreduktion empfohlen.

So winkt auch die Deutsche Gesellschaft für Ernährung beim Glyx-Prinzip eher ab und stellt vielmehr die These auf, dass nur die gesamte Energiebilanz über das Gewicht entscheidet. Zudem hängt der glykämische Index auch von der individuellen Stoffwechsellage ab, so lässt die gleiche Menge Kohlenhydrate nicht bei jeder Person den Insulinspiegel in die gleiche Höhe ansteigen. Hinzu kommt, dass man die glykämischen Indizes der einzelnen Nahrungsmittel bei einer kompletten Mahlzeit nicht einfach addieren darf, ferner ändert sich der glykämische Index eines Nahrungsmittels, je nachdem, wie es verarbeitet wird. Experten kritisieren weiter an dieser Diät, dass der glykämische Index nicht allein für die Gewichtsreduktion verantwortlich gemacht werden darf. Beispielsweise haben Sahneeis und Kartoffeln etwa den gleichen Glyx. Würden Sie sich nur nach den Tabellen richten, würden Sie demnach vielleicht auf Kartoffeln verzichten und sich stattdessen nach der Portion Gemüse ein großes Eis gönnen.

Anstatt sich also nur auf den GI zu verlassen, sind fürs Abnehmen daher noch weitere Faktoren wie der Eiweiß- und Fettgehalt eines Lebensmittels oder das Vorliegen von Ballaststoffen in Betracht zu ziehen.

Da Sahneeis einen hohen Fettgehalt, Kartoffeln aber einen sehr niedrigen Fettgehalt haben, ist die beliebte Ackerfrucht bei einer Diät auf jeden Fall vorzuziehen. Außerdem kann der Eindruck entstehen, dass die Anwender des Glyx-Prinzips nicht auf die Menge der Lebensmittel achten müssen, sondern bereits abnehmen, wenn sie lediglich auf einen niedrigen glykämischen Index achten. Das ist aber nicht der Fall. Denn wenn Sie mehr Kalorien zu sich nehmen, als Sie verbrennen, speichert der Körper die überschüssige Energie in Form von Fett ab – und als Folge nehmen Sie zu.

Fazit

Die Glyx-Diät kann dabei helfen, sich intensiver mit den verschiedenen Lebensmitteln und deren Zusammensetzung sowie der Bedeutung von Ballaststoffen, Vitaminen und Mineralstoffen zu beschäftigen. Insofern kann die Glyx-Diät eine sinnvolle Hilfestellung sein, um abzunehmen beziehungsweise, um sich gesünder zu ernähren. Haben Sie allerdings weder Zeit noch Lust, sich intensiver mit den Glyx-Werten zu beschäftigen, ist die Glyx-Diät nur als kurzfristige Diät nach Anleitung zu empfehlen.

Brigitte-Diät

1969 stellte die Frauenzeitschrift Brigitte erstmals ihre gleichnamige Diät vor. Seitdem hat diese einen festen Platz unter den bekanntesten Diäten Deutschlands und wird von vielen Frauen geschätzt. Im Laufe der Jahre wurde die Brigitte-Diät immer wieder den aktuellen Ergebnissen der Ernährungswissenschaft angepasst. Die letzte große Änderung der Diät fand Anfang 2016 statt, als der Zeitschrift unter dem Motto *„Fett essen, um Fett zu verbrennen"* ein neues Diät-Extraheft beiliegt. Anstatt wie bisher darauf zu pochen, Fett zu sparen, geht die Brigitte-Diät nun einen neuen Weg. Der Verlag Gruner und Jahr macht in einer Pressemitteilung darauf aufmerksam, dass vor allem gesunde Fette in Kombination mit weniger Kohlenhydraten dazu führen, dass die Pfunde purzeln. Die gesunden Fette in den Gerichten führen auch dazu, dass Sie sich fitter fühlen, länger satt sind und das Essen besser schmeckt.

Quelle:

http://www.presseportal.de/pm/6788/3216056

So funktioniert die Brigitte-Diät

Bei der Brigitte-Diät erhalten Sie in der Beilage der Zeitschrift eine Auswahl an Gerichten, die Sie jeweils zum Frühstück, Mittagessen und Abendessen auswählen können. Außerdem sind etliche Bücher zur Brigitte-Diät auf dem Markt. Zusätzlich gibt es Tages- und Wochenpläne, wenn Sie sich nicht selbst um die Zusammenstellung der Mahlzeiten kümmern möchten oder wenn Sie noch unsicher sind. Neben den typischen Gerichten, aus denen man auszuwählen kann, gibt es drei Regeln, die Sie einhalten sollten, um effektiv Gewicht zu verlieren.

Stundenformel

Die Stundenformel lautet 4 – 4 – 10. Anhand dieser Zahlen sehen Sie zum einen, dass Ihnen drei Mahlzeiten pro Tag zustehen. Außerdem ist ersichtlich, wie viele Stunden mindestens zwischen den Mahlzeiten liegen sollten. Nehmen Sie beispielsweise das Frühstück um 7 Uhr morgens ein, gibt es das Mittagessen frühestens 4 Stunden später, also um 11 Uhr. Nehmen wir an, Sie zögern die zweite Mahlzeit hinaus und essen erst um 13 Uhr zu Mittag – in diesem Fall sollten Sie wiederum mindestens 4 Stunden warten, bevor es das Abendessen gibt – also frühestens um 17 Uhr. Um 17 Uhr nehmen Sie also die letzte Mahlzeit des Tages zu sich. Da Sie nun frühestens nach zehn Stunden wieder essen sollten, bedeutet das, dass Snacks am Abend vor dem Fernsehen ausfallen. Erst morgens ab 3 Uhr dürften Sie wieder essen.

Warum müssen Sie diese Abstände einhalten? Weil die Entwickler der Brigitte-Diät davon ausgehen, dass Ihr Stoffwechsel am meisten Fett verbrennt, wenn Sie ihm ausreichend Zeit zwischen den Mahlzeiten gönnen. Auf kleine Snacks zwischendurch müssen Sie daher verzichten.

Wenn der Hunger zwischen den Mahlzeiten zu groß wird, dürfen Sie ihn nur mit Getränken stillen. Wichtig ist hierbei, dass Sie nur zu kalorienfreien Getränken greifen. Wasser, Tee ohne Zucker oder gelegentlich eine Tasse Kaffee sind erlaubt. Generell sollten Sie während einer Diät immer viel trinken, um die Ausscheidung zu unterstützen.

Fatburn-Kick

Fatburn-Kick besagt, dass Sie die Fettverbrennung noch um einiges ankurbeln können – ihr also einen Kick geben – wenn Sie abends vor allem Nahrung zu sich nehmen, die viel Eiweiß enthält.

Kalorienbremse

Die Kalorienbremse bezieht sich vor allem auf den Blutzuckerspiegel. Wenn Sie weniger schnell verdauliche Kohlenhydrate bei den Mahlzeiten zu sich nehmen, sorgt das dafür, dass der Blutzuckerspiegel weniger stark ansteigt. Sobald der Blutzuckerspiegel ansteigt, schüttet der Körper das Hormon Insulin aus. Dieses Hormon sorgt dafür, dass der Zucker aus dem Blut in die Zellen transportiert wird und dem Körper dadurch in Form von Energie zur Verfügung steht. Solange Ihr Organismus aber damit beschäftigt ist, Zucker in die Zellen zu schleusen, baut Ihr Körper kein Fett ab. Um die Fettverbrennung zu unterstützen, ist es daher hilfreich, den Blutzuckerspiegel auf einem konstanten Pegel zu halten. Daher sind bei dieser Diät statt der leicht verdaulichen Kohlenhydrate die sogenannten Slow Carbs wichtig. Es handelt sich hierbei um Kohlenhydrate, die nur wenige Kalorien enthalten und lange satt machen. Auf diese Weise schützen Slow Carbs Sie vor Heißhungerattacken. Die Zufuhr von ausreichend Slow Carbs ist die Basis der Brigitte-Diät. Da diese Kohlenhydrate lange sättigen, helfen sie, die Stundenformel einzuhalten. Pro Tag kommen Sie bei dieser Diät auf 1200 bis 1400 Kalorien.

Männer dürfen pro Tag 300 Kalorien mehr zu sich nehmen, da Männer einen höheren Energiebedarf als Frauen haben. Die Mahlzeiten setzen sich außerdem aus viel Obst und Gemüse sowie Hülsenfrüchten, Fisch, Fleisch und Milchprodukten zusammen.

Pro und Contra der Brigitte-Diät

Wenn Sie berufstätig sind und nur wenig Zeit zum Kochen haben, ist die Brigitte-Diät passend für Ihre Bedürfnisse. In einigen Fällen sind die Rezepte auf zwei Portionen ausgelegt: Eine Portion essen Sie am Tag der Zubereitung, die zweite Portion können Sie am Folgetag zu sich nehmen. Sie müssen auch nicht auf alle Leckereien verzichten, die Sie bisher genossen haben. Gelegentlich dürfen Sie ruhig ein Stück Schokolade essen, so dass der gefürchtete Heißhunger ausbleibt und Sie motiviert bleiben. Entscheidend für die Gewichtsabnahme ist, dass die Wochenbilanz eingehalten wird. Die Brigitte-Diät legt Wert auf ganzheitliches Abnehmen. So geht man davon aus, dass es nicht gesund und sinnvoll ist, lediglich weniger Kalorien zu sich zu nehmen, und dass dies langfristig auch nicht zum Erfolg führt. Daher empfiehlt die Zeitschrift den Teilnehmerinnen, zusätzlich Ausdauersport zu betreiben und gezielt Muskeln aufzubauen.

Fazit

Die Brigitte-Diät ist unkompliziert, sie ist alltags- und praxistauglich. Zudem steht sie im Einklang mit den Empfehlungen der Deutschen Gesellschaft für Ernährung (DGE).

Die Brigitte-Diät bietet mittlerweile eine Vielzahl von Rezepten für jede Mahlzeit an, so dass es nicht langweilig und eintönig auf dem Teller wird. Im Allgemeinen lassen sich die Rezepte schnell zubereiten – Sie sollten pro Tag insgesamt etwa eine Stunde für die Zubereitung einplanen. Haben Sie das Prinzip der Stundenformel, der Kalorienbremse und des Fatburnkicks verstanden, können Sie durchaus eigene Rezepte abwandeln und damit diese Diät weiterführen. Positiv ist auch, dass Sie durch die abwechslungsreichen Mahlzeiten mit ausreichend Vitaminen, Mineralstoffen und Spurenelementen versorgt werden. Die Erfinder der Brigitte-Diät überarbeiten diese Ernährungsform außerdem regelmäßig, so dass stets neue Erkenntnisse der Ernährungswissenschaft aufgenommen werden.

Falls Sie Unterstützung beim Abnehmen benötigen, bietet der Brigitte online Service einen kostenlosen Zugang. Wenn Sie zusätzliche Motivation wünschen, können Sie sich für einen kostenpflichtigen Diät-Coach einschreiben. Dieser liefert Ihnen individuelle Speisepläne und auch Empfehlungen, wie Sie am besten ein Sportprogramm in Ihren Alltag integrieren können. Außerdem können Sie sich mit anderen Abnehmwilligen und Experten austauschen und sich auf diese Weise immer wieder neu motivieren, nicht aufzugeben.

Für Smartphones gibt es seit Anfang 2016 eine App, über die Sie passende Rezepte abrufen können.

Low Carb

Unter dem Begriff Low Carb werden verschiedene Diäten zusammengefasst. Diese haben alle als Gemeinsamkeit, dass der Verzehr von Kohlenhydraten eingeschränkt wird – denn übersetzt bedeutet Low Carb *„wenige Kohlenhydrate"*. Zu den Low Carb-Diäten gehören bspw. die Paleo-, die Logi- oder die Atkins-Diät.

So funktioniert Low Carb

Den Verzehr von Kohlenhydraten einzuschränken, macht während einer Diät durchaus Sinn. Besonders in der heutigen Zeit nehmen die meisten Menschen zu viele Kohlenhydrate zu sich und bewegen sich gleichzeitig zu wenig – hierdurch kommt es schnell zu überflüssigen Pfunden. Durch die Aufnahme von Kohlenhydraten steigt – wie wir bereits gelesen haben - der Insulinspiegel an. Das Hormon Insulin ist notwendig, damit der Zucker im Blut in die Zellen gelangt und dort Energie spendet. Während dieser Zeit findet jedoch kein Abbau von Fett statt.

Wenn Sie nun zu den Menschen gehören, die gerne Bratkartoffeln, polierten Reis oder Müsli essen und zwischendurch Süßigkeiten als Nervennahrung brauchen, besteht die Gefahr, dass der Organismus dauerhaft damit beschäftigt ist, Insulin auszuschütten, um den Zucker im Blut zu verwerten. Eine auszureichende Fettverbrennung kann daher nicht stattfinden.

Fangen Sie aber damit an, Ihrem Organismus Pausen zu gönnen, in denen keine Kohlenhydrate aufgenommen werden und Ihr Körper daher kein Insulin ausschütten muss, kann die Verbrennung von Fett stattfinden. Damit das Prinzip funktioniert, sind deshalb verschiedene Lebensmittel vom Speiseplan zu streichen. Brot und Nudeln aus Weißmehl, polierter Reis und Bratkartoffeln sollten Sie auf jeden Fall deutlich weniger essen als bisher. Selbst bei Obst müssen Sie vorsichtig sein. Wenn zwischendurch der Appetit auf Kohlenhydrate nicht zu bändigen ist, sollten Sie idealerweise zu Vollkornprodukten greifen – hier sind zumindest Ballaststoffe, Vitamine und Mineralstoffe enthalten, die Ihrer Gesundheit zuträglich sind. Bei vielen Low Carb-Diäten halten sich die Teilnehmer an eine Menge von 30 bis 50 Gramm Kohlenhydrate pro Tag. Wenn Sie bedenken, dass schon eine Laugenstange ungefähr 45 Gramm Kohlenhydrate enthält, merken Sie, wie schnell diese Grenze erreicht ist.

Pro und Contra von Low Carb

Ein Vorteil der Low-Carb-Diät ist, dass Sie kaum Kalorien zählen müssen. Konzentrieren Sie sich einfach darauf, die Menge der Kohlenhydrate in einem gewissen Rahmen zu halten und auf eiweißreiche Lebensmittel auszuweichen - und Sie müssen nicht einmal mehr auf eine fettreiche Avocado oder die knusprige Haut am Hähnchenschenkel verzichten. Durch die relativ hohe Menge an Fett, die Sie dadurch zu sich nehmen, hält das Sättigungsgefühl zudem länger an.

Die Rede ist bei dieser Variante von Low Carb High Fat – also wenig Kohlenhydrate und viel Fett. Das Prinzip funktioniert tatsächlich, solange Sie konsequent bei der Sache sind. Fangen Sie dagegen an, zwischendurch wieder kleine Stücke Schokolade oder Müsliriegel zu snacken, geht der Schuss nach hinten los. Die großen Mengen Fett können dann nicht mehr abgebaut werden und Sie nehmen wieder zu.

Low Carb hat jedoch auch einige Besonderheiten, die als Nachteile zu werten sind.

Es ist zwar richtig, dass Sie mehr Fett als bislang zu sich nehmen dürfen, Sie sollten aber auf die Qualität der Fette achten. Billiges Frittierfett (z.B. Palmöl, Palmkernfett, gehärtete Pflanzenöle) ist auf jeden Fall zu vermeiden, vorzuziehen ist bspw. hochwertiges Lein-, Oliven- oder Kokosöl. Wenn Sie Fleisch essen, sollten Sie auf die Herkunft achten. Hier nur auf einen möglichst günstigen Preis zu achten, hieße, am falschen Ende zu sparen. Im Zweifelsfall schaden Sie Ihrer Gesundheit.

Um die Menge an Kohlenhydraten gering zu halten, ist es bei der Low-Carb-Diät ratsam, möglichst wenig Obst zu essen. Kritiker bemängeln hier, dass dadurch wichtige Vitamine und sekundäre Pflanzenstoffe nicht in ausreichendem Maß aufgenommen werden. Um einen Mangel an diesen wichtigen Stoffen erst gar nicht aufkommen zu lassen, ist es wichtig, dass Sie darauf achten, viel frisches Gemüse zu essen.

Vollkornprodukte liefern Ihrem Organismus Ballaststoffe, Vitamine und wichtige Mineralstoffe. Da Sie bei Low Carb (zumindest bei einigen Varianten der Low Carb-Diät) auch weitgehend auf Vollkornprodukte verzichten, ist es für einen Ausgleich ebenfalls sinnvoll, auf frisches Gemüse zu setzen.

Fazit

Bedenken Sie, dass es sich bei Low Carb lediglich um einen Überbegriff für verschiedene Diätformen handelt. Man versteht darunter verschiedene Methoden, bei denen man den Konsum von Kohlenhydraten stark einschränkt. Wenn Sie darauf achten, immer ausreichend Vitamine, Mineralstoffe und Ballaststoffe zu sich zu nehmen, ist Low Carb – mit Einschränkungen - gut geeignet, um abzunehmen.

Im Kapitel *„Low Carb – der Königsweg zur Traumfigur?"* finden Interessierte einige weitergehende Ausführungen zu Low Carb.

Logi-Diät

Die Logi-Diät zielt wie die Glyx-Diät darauf ab, den Blutzuckerspiegel zu beeinflussen. Logi steht für Low Glycemic and Insulinemic, was übersetzt niedriger Blutzucker- und Insulinspiegel bedeutet.

So funktioniert die Logi-Diät

Dr. Nicolai Worm, ein Ernährungswissenschaftler aus München, hat die Logi-Diät zunächst für Menschen ins Leben gerufen, die an einer *„Insulinresistenz"* leiden. Es handelt sich hierbei um eine Störung des Stoffwechsels, bei der die Körperzellen nicht mehr genügend auf das Hormon Insulin reagieren. Damit geht einher, dass Fett während dieser Zeit nicht mehr ausreichend abgebaut wird, zudem steigen die Blutfettwerte an, es bilden sich Ablagerungen in den Blutgefäßen, der Blutdruck steigt und somit auch das Risiko für Herzinfarkt und Schlaganfall. Der Entwickler dieser Diät geht davon aus, dass es zum gesunden Abnehmen daher nicht nur notwendig ist, auf Fettgehalt und Kalorienmenge der Nahrungsmittel zu achten, sondern zusätzlich den Blutzuckerspiegel im Auge zu behalten. Denn nehmen Sie Kohlenhydrate zu sich, die der Organismus leicht und schnell verdaut, steigt der Blutzuckerspiegel schnell an. Ihr Körper schüttet dann das Hormon Insulin aus, das dafür sorgt, dass der Zucker vom Blut in die Zellen gelangt. Dort angekommen, kann er Ihnen die notwendige Energie spenden.

Allerdings bewirkt der rasante Vorgang, dass der Blutzuckerspiegel zu schnell ansteigt und Sie aus diesem Grund bald darauf einer Heißhungerattacke zum Opfer fallen könnten. Dies können Sie vermeiden, indem Sie auf entsprechende Kohlenhydrate verzichten und stattdessen auf geeignetere Lebensmittel ausweichen. Von der Glyx-Diät unterscheidet sich die Logi-Diät jedoch dadurch, dass diese sich darauf konzentriert, möglichst so zu essen wie unsere Vorfahren in der Steinzeit. Drei Portionen Gemüse, zwei Portionen Obst sowie Nahrungsmittel, die viel Eiweiß enthalten, sind bei dieser Ernährungsform wichtig. Nüsse, Hülsenfrüchte, Fleisch, Fisch, Eier und Milch stehen daher regelmäßig auf dem Speiseplan. Wenn Sie Brot, Nudeln oder Reis essen möchten, greifen Sie zur Vollkornvariante – allerdings auch dann nur in Maßen. Bei den Vollkornprodukten steigt der Blutzuckerspiegel zwar auch an, allerdings nicht so schnell und stark wie bei den entsprechenden Weißmehlprodukten. Raffiniertes Mehl, Bratkartoffeln, Zucker, Süßigkeiten und gesüßte Getränke verbannen Sie für den Zeitraum der Logi-Diät am besten komplett von Ihrem Speiseplan. Denn diese Kohlenhydrate sorgen für einen schnellen Anstieg von Blutzucker und Insulin und führen dadurch zu einem verzögerten Abbau von Fetten.

Allerdings werden Sie immer wieder lesen, dass die Logi-Diät ursprünglich nicht als Diät gedacht war, die Sie ein paar Wochen durchziehen, um dann wieder zu Ihren normalen Ernährungsgewohnheiten zurückzukehren.

Vielmehr geht es hier darum, seine Ernährung umzustellen und so eine dauerhafte Änderung der Essgewohnheiten zu erreichen. In der heutigen Zeit leben viele Menschen außerdem nicht mehr gemäß der Natur. Sie sitzen tagsüber am Schreibtisch, in der Freizeit zu viel vor dem Fernseher oder dem Computer, sie erhalten zu wenig Sonnenlicht, bekommen nicht genug Schlaf und ernähren sich nicht ausgewogen. Die Lösung für viele gesundheitliche Probleme könnte daher sein, mehr Bewegung an der frischen Luft in den Alltag zu integrieren.

Allerdings können sich die meisten Menschen nicht dauerhaft dazu aufraffen oder sie haben einen sehr straffen Tagesplan, so dass sich ein gesunder Lebensstil nur schlecht umsetzen lässt. Dr. Worm hat daher für diese Menschen die Logi-Diät entwickelt, um das bestehende Problem durch eine Reduktion von Kohlenhydraten in Angriff zu nehmen. Wichtig ist bei dieser Ernährungsform, nicht rigoros alle Kohlenhydrate von der Einkaufsliste zu streichen. Immerhin noch etwa 30 Prozent der täglichen Kalorienzufuhr bekommt Ihr Körper von den sogenannten Slow Carbs, den langsamen Kohlenhydraten.

Anhand der Logi-Pyramide

(http://www.logi-aktuell.de/logi-methode/logi-pyramide)
können Sie leicht erkennen, welche Nahrungsmittel Ihnen bei dieser Ernährung zur Verfügung stehen.

Die Basis von Logi bilden Gemüse, Obst und Salate, die nur wenige oder gar keine Kohlenhydrate enthalten. Gemüse können Sie so viel essen, wie Sie möchten, bei Obst müssen Sie differenzieren. Bananen, Feigen oder Weintrauben zählen zu den Obstsorten, die viel Fruchtzucker enthalten und daher relativ viele Kalorien aufweisen.

Solche Obstsorten sind daher nicht an der Basis zu finden, sondern sollten seltener gegessen werden. Obstsorten wie Äpfel, Beeren oder Kiwis können Sie hingegen sogar zwei Mal täglich verzehren. Auch wenn es überraschend scheint, sind an der Basis der Logi-Pyramide auch Fette zu finden. Allerdings nicht das typische Fett zum Frittieren von Pommes frites oder Chips (z. B. Palmöl, Palmkernfett oder gehärtete Pflanzenöle), sondern gesunde Fette: Leinöl, Olivenöl (extra nativ) sowie Wallnussöl stehen hier auf der Liste. Mit diesen Ölen können Sie sich beispielsweise einen leckeren Salat zubereiten. Auf der zweiten Stufe der Logi-Pyramide befinden sich eiweißhaltige Lebensmittel, wie Fleisch, Fisch, Milch, Nüsse und Hülsenfrüchte. Danach folgen Vollkornprodukte und Reis sowie (Brat-)Kartoffeln, die Sie nur selten essen sollten.

Die Spitze der Pyramide bilden Weißmehl, Zucker und Süßigkeiten, die keinen Platz auf Ihrem Speiseplan haben sollten.

Pro und Contra der Logi-Diät

Ob Logi bei Ihnen im Alltag funktioniert, hängt von Ihrer Disziplin ab – allerdings hat Logi dies mit jeder anderen Diät gemeinsam.

Ohne Disziplin funktioniert es nicht. Schwer fallen könnte Ihnen allerdings, auf die klassischen Beilagen wie Kartoffeln, Reis und Nudeln zu verzichten beziehungsweise den Konsum stark einzuschränken. Gerade in unseren Breitengraden sind die meisten Menschen an die sogenannte Sättigungsbeilage gewöhnt, so dass es ihnen schwerfällt, darauf zu verzichten. Hier standhaft zu bleiben, kann aber dazu führen, dass der Appetit auf die bestimmte Nahrungsmittel mit der Zeit nachlässt und Sie dadurch schneller abnehmen.

Fazit

Wenn Sie sich daran gewöhnen, kohlenhydratreiche Nahrungsmittel zu reduzieren und stattdessen eiweißhaltigen Nahrungsmitteln den Vorzug geben, ist Logi eine relativ gute Methode, um abzunehmen.

Kritik kommt teilweise auf, weil der Anteil von Fleisch relativ hoch ist und der hohe Fleischverzehr u. a. den Ernährungsempfehlungen der Deutschen Gesellschaft für Ernährung widerspricht.

Im Kapitel *„Low Carb – der Königsweg zur Traumfigur?"* finden Interessierte einige weitergehende Ausführungen zu Low Carb.

Paleo

Die Paleo-Diät wird allgemein auch als Steinzeit-Diät betitelt, da Wert darauf gelegt wird, dass sich die Teilnehmer quasi *„wie in der Steinzeit"* ernähren. Demnach gibt es vor allem Gemüse sowie Fleisch, Fisch und Obst. Getreide und Hülsenfrüchte hingegen landen nicht auf Ihrem Teller.

So funktioniert Paleo

Es ist wichtig, dass Sie verstehen, dass es hierbei nicht darum geht, die Steinzeitmenschen zu imitieren. Stattdessen ist es wichtig, den Körper mit natürlichen und hochwertigen Lebensmitteln zu versorgen – so wie es die Menschen in der Steinzeit getan haben. Die Qualität der Nahrungsmittel steht hier eindeutig im Vordergrund und soll dafür sorgen, dass Sie gesund und schlank bleiben beziehungsweise wieder werden. Während es für uns heutzutage zu einer Selbstverständlichkeit geworden ist, dass es zu jeder Jahreszeit Erdbeeren, Spargel, Ananas und Avocados im Supermarkt gibt, so ist dies doch keineswegs selbstverständlich. Noch vor wenigen Generationen waren die Menschen darauf angewiesen, Nahrungsmittel aus der Region zu kaufen und das zu essen, was die jeweilige Jahreszeit angeboten hat.

Auch kam es erst im Laufe der vergangenen Jahrzehnte immer mehr auf, verarbeitete Produkte zu sich zu nehmen, die sich in der Hektik des Alltags schnell zubereiten lassen.

Dies führt aber dazu, dass die Versorgung mit Vitaminen und Mineralstoffen häufig auf der Strecke bleibt und durch den Zusatz von künstlichen Stoffen ersetzt wird. Die Paleo-Diät wendet sich von diesen modernen Ernährungsgewohnheiten ab und zielt vielmehr darauf ab, sich wieder auf eine möglichst hochwertige und natürliche Ernährung zu besinnen.

Pro und Contra von Paleo

Wenn Sie nur Lebensmittel essen, die bei der Paleo-Diät erlaubt sind, werden Sie merken, dass die Ernährung nichtsdestotrotz recht vielfältig ist: Gemüse, Obst, Fleisch, Fisch, Eier, Fett und Nüsse können Sie ohne Reue genießen. Verboten sind dagegen Zusatzstoffe, die seit den vergangenen Jahrzehnten immer häufiger in Nahrungsmitteln enthalten sind: künstliche Aromastoffe und weitere Zusatzstoffe aller Art wie Konservierungsmittel, Salz, Geschmacksverstärker oder Süßstoffe.

Die Paleo-Diät durchzuführen, ist ziemlich einfach. Wenn Sie die oben genannten Nahrungsmittel zu sich nehmen und auf schädliche Substanzen wie Zusatzstoffe verzichten, sind Sie bereits auf dem richtigen Weg und werden sich bald gesünder und fitter fühlen. Zusammenfassend lassen sich bei der Paleo-Diät einige Regeln aufstellen: Verzichten Sie auf Zucker. Zucker hat keinerlei Nährwert und schadet Ihrem Körper gleich mehrfach.

Neben einem erhöhten Risiko für Diabetes mellitus und Karies ist Übergewicht eine Folge, unter der Sie beim Konsum von zu viel Zucker leiden. Nicht nur der kleine Löffel Zucker im Kaffee schadet, sondern auch gesüßte Säfte und Limonaden, weiter Kekse, Kuchen, Eiscreme, mit Zucker gesüßte Müslis, Marmelade und Ketchup. Achten Sie weiter darauf, kein Weißmehl zu sich zu nehmen. Bei der Paleo-Diät ist es empfehlenswert, komplett auf Getreide zu verzichten, da dessen Kohlenhydratgehalt hoch ist.

Statt Margarine sollten Sie Butter verwenden. Viele Menschen halten Margarine für einen gesunden Brotaufstrich. Jedoch ist zu bedenken, dass es sich bei Margarine um ein reines Kunstprodukt handelt. Während Butter entsteht, wenn Sie Sahne lange steif schlagen, wird Margarine aufwendig aus mehreren Zutaten hergestellt. Auch pflanzliche Öle, die Sie bisher verwendet haben, wie Raps- oder Sonnenblumenöl, streichen Sie bitte ebenfalls während der Paleo-Diät von Ihrem Speiseplan. Stattdessen greifen Sie beim Braten zu Kokosöl. Ansonsten sind Walnuss-, Lein- und Olivenöl wertvolle Öle.

Obst ist zwar gesund, enthält aber ebenfalls viel Zucker. Achten Sie also darauf, nicht übermäßig viel Obst zu sich zu nehmen. Nicht nur bei Paleo, sondern immer dann, wenn Sie sich gesund ernähren wollen, sollten Sie darauf achten, Ihre Speisen möglichst aus natürlichen und frischen Zutaten zu bereiten. Verzichten Sie darauf, Fertigprodukte zu kaufen. Denn in diesen ist im Allgemeinen eine Vielzahl von Zusatzstoffen enthalten, die Ihrem Körper mehr schaden als nutzen.

Beispielsweise steigern diese Ihren Appetit oder lösen unter Umständen Allergien oder Unverträglichkeiten aus. Kochen Sie hingegen selbst, liegt es in Ihrer Hand, welche Nahrungsmittel Sie verwenden.

Fazit

Paleo bietet Ihnen eine recht abwechslungsreiche Ernährung. Allerdings fällt es Ihnen möglicherweise schwer, auf Zucker und Weißmehlprodukte zu verzichten. Haben Sie sich jedoch an den Verzicht gewöhnt, ist diese Methode – mit Einschränkungen - geeignet, um ausgewogen abzunehmen. Die Deutsche Gesellschaft für Ernährung (DGE) rät allerdings generell von Low Carb-Diäten ab und empfiehlt stattdessen eine kohlenhydratreiche und fettarme Ernährung.

Im Kapitel *„Low Carb – der Königsweg zur Traumfigur?"* finden Interessierte einige weitergehende Ausführungen zu Low Carb und zur Paleo-Diät.

Dukan-Diät

Bereits in den späten 70er-Jahren des vergangenen Jahrhunderts kam die Dukan-Diät auf den Markt. Namensgeber ist der französische Mediziner Pierre Dukan. Angeblich haben Millionen Französinnen erfolgreich mit dieser Diät abgenommen, und auch Jennifer Lopez und Kate Middleton sollen ihre Figur dieser Diät verdanken.

Eine Besonderheit dieser Diät ist, dass vor allem eiweißreiche Lebensmittel auf dem Speiseplan stehen. Kohlenhydrate sind überwiegend zu vermeiden und auch die Aufnahme von Fett wird stark eingeschränkt.

So funktioniert die Dukan-Diät

Die Dukan-Diät wird in die folgenden vier Phasen unterteilt:

Phase 1

Die ersten zehn Tage bezeichnet man als die sogenannte Attack-Phase. Während dieser Zeit können Sie aus einer Liste von 72 Lebensmitteln auswählen, die Sie essen können. Das klingt zwar vielversprechend, allerdings handelt es sich hierbei fast ausschließlich um Lebensmittel, die vor allem viel Eiweiß enthalten. Eiweiß wird von Dukan als „*Motor*" der Fettverbrennung bezeichnet. Fettarmes Fleisch und magere Milchprodukte sowie kleine Mengen Haferkleie stehen beispielsweise auf dieser Liste. Gemüse und Obst sowie Zucker und Fett suchen Sie in dieser Aufstellung allerdings vergeblich.

 35

Phase 2

Die zweite Phase ist die Cruising-Phase. Sie führen diese Phase so lange durch, bis Sie Ihr gewünschtes Gewicht erreicht haben. Während dieser Etappe haben Sie wieder etwas mehr Abwechslung auf dem Teller, da es nicht mehr ausschließlich reine Eiweiß-Mahlzeiten gibt, sondern auch Eiweiß-Gemüse-Gerichte. Allerdings dürfen Sie nicht frei entscheiden, welches Gemüse Sie essen, sondern durch die Dukan-Diät ist eine gewisse Auswahl vorgegeben. Außerdem nehmen Sie weiterhin täglich Haferkleie zu sich, damit die Verdauung in Schwung bleibt.

Phase 3

Hinter dem schwer auszusprechenden Namen der Consolidations-Phase verbirgt sich die dritte Phase der Dukan-Diät. In diesem Abschnitt geht es darum, dass Sie den Jojo-Effekt vermeiden und Ihr Gewicht halten. Je nachdem, wie viel Sie bisher abgenommen haben, dauert die Consolidations-Phase folgendermaßen: Pro abgenommenem Kilo sind zehn Tage empfehlenswert. Haben Sie durch die Diät bspw. sechs Kilogramm abgenommen, dauert die Consolidations-Phase demnach 60 Tage, also zwei Monate. Ihr Speiseplan erweitert sich in dieser Phase weiter. Pro Tag dürfen Sie nun kleine Portionen Kohlenhydrate zu sich nehmen, wie zum Beispiel bestimmte Obstsorten, etwas Brot und weitere Lebensmittel.

Pro Woche dürfen Sie außerdem zwei Schlemmer-Mahlzeiten einlegen, dafür müssen Sie allerdings einen Tag streng nach den Regeln der Attack-Phase leben. Haferkleie müssen Sie weiterhin essen, die tägliche Ration wird in dieser dritten Phase erhöht.

Phase 4

In der Stabilisationsphase können Sie eine noch größere Auswahl an Lebensmitteln in Ihren Speiseplan aufnehmen. An einem Tag pro Woche müssen Sie sich aber weiterhin an die Attack-Phase halten. Haferkleie ist weiterhin ein fester Bestandteil Ihrer täglichen Mahlzeiten. Laut Dukan-Diät behalten Sie diese vierte Phase für immer bei, beziehungsweise so lange, wie Sie Ihr Gewicht halten wollen.

Pro und Contra der Dukan-Diät

Vor allem die erste Phase der Dukan-Diät ist sehr einseitig, Obst und Gemüse fehlen völlig. Sie sollten sich daher auf jeden Fall an die vorgegebene Dauer der ersten Phase halten und diese nicht überschreiten.

Sie müssen bei dieser Diät viel trinken. Zum einen ist dies wichtig, um die Nieren bei ihrer Ausscheidung zu unterstützen, zum anderen könnte es durch den Verzehr von Haferkleie ohne gleichzeitige Flüssigkeitsaufnahme zu starker Verstopfung kommen.

Fazit

Da die Dukan-Diät eine einseitige Ernährung vorsieht, ist sie nicht empfehlenswert. Die Menge des aufgenommenen Eiweißes ist insbesondere in der ersten Phase viel zu hoch, auf der anderen Seite besteht die Gefahr einer Unterversorgung mit Vitaminen und anderen wichtigen Stoffen, wie bspw. sekundären Pflanzeninhaltsstoffen. Die französischen Gesundheitsbehörden und auch die deutsche Verbraucherzentrale raten von dieser Diät ab und stufen diese sogar als gesundheitsgefährdend ein. Es ist wichtig, dass während der Diät viel getrunken wird, um die Protein-Abbauprodukte ausreichend ausscheiden zu können. Dukan erlaubt auch mit Süßstoff gesüßte Getränke, was jedoch wiederum zu vermehrtem Hunger führen kann.

Mit der Dukan-Diät kann man schnell abnehmen – sofern man diese Diät durchhält. Da die Diät sehr einseitig ist und außerdem stark von den sonst üblichen Ernährungsgewohnheiten abweicht, wird die Diät oft vorzeitig abgebrochen.

Dukan wurde übrigens im Jahr 2014 die Approbation als Arzt entzogen.

Atkins-Diät

Der Low Carb-Pionier Dr. Robert Atkins propagierte bereits in den 70er-Jahren des vergangenen Jahrhunderts, möglichst wenig bzw. überhaupt keine Kohlenhydrate zu verzehren, dafür aber reichlich Eiweiß und Fett. Auf die Fettmenge, aber auch auf die Fettqualität und die Kalorienzahl, braucht hier allerdings keine Rücksicht genommen zu werden.

Aufgrund ihres drastischen Kohlenhydratverzichtes steht die Atkins-Diät immer wieder im Kreuzfeuer der Kritik.

Die Atkins-Diät ist in mehrere Phasen unterteilt, von denen besonders die erste durch ihren strengen Verzicht auf Kohlenhydrate auffällt. Der Organismus soll dadurch gezwungen werden, seine Energie durch die Verbrennung von Fett zu erhalten.

In den USA war die Atkins-Diät gerade in den 90er-Jahren des vergangenen Jahrhunderts ein echter Hit. 1989 gründete Atkins seine gleichnamige Firma Atkins Nutritionals Inc., die durch die hohe Zahl an Fans einen schnellen Aufstieg verzeichnen konnte.

Nach ungefähr zehn Jahren nahm die Begeisterung bei der Bevölkerung langsam, aber sicher, ab, so dass der Umsatz des Unternehmens ebenfalls zurückging. Atkins Nutritionals Inc. musste Insolvenz anmelden und wurde 2010 verkauft.

So funktioniert die Atkins-Diät

Die 4 Phasen der Atkins-Diät

In den ersten zwei Wochen der Atkins-Diät sollten Sie darauf achten, dass die Nahrung maximal aus 20 Gramm Kohlenhydraten besteht. Dadurch soll der Blutzuckerspiegel niedrig gehalten werden und die Fettverbrennung auf Hochtouren laufen. Bei der Zusammensetzung der Mahlzeiten können Kohlenhydrate durch Gemüse und Salat aufgenommen werden. Auf Brot ist dagegen zu verzichten. Das Eiweiß wird während der Diät in Form von Fleisch, Eiern oder Soja aufgenommen. Da die Aufnahme an Vitaminen und Mineralstoffen bei dieser Ernährung entsprechend niedrig ist, empfiehlt Atkins, zusätzlich Nahrungsergänzungsmittel einzunehmen, um Mangelerscheinungen vorzubeugen.

Phase 2

Ihr Körper befindet sich nun in der sogenannten Ketose, einem Zustand, in dem Sie Fett verbrennen und dadurch abnehmen. In der zweiten Phase dürfen Sie langsam wieder mehr Kohlenhydrate zu sich nehmen. Pro Woche fügen Sie jeweils fünf Gramm Kohlenhydrate täglich hinzu. Haben Sie in der dritten Woche 25 Gramm Kohlenhydrate täglich zu sich genommen, in der vierten Woche 30 Gramm, kommen Sie in der sechsten Woche bei 40 Gramm an.

Irgendwann sind Sie bei einer bestimmten Menge an Kohlenhydraten angelangt, bei der Sie nicht weiter abnehmen. Bei vielen Menschen stoppt die Gewichtsabnahme bei einer Kohlenhydratmenge zwischen 40 und 60 Gramm pro Tag. Merken Sie, dass Ihr Gewicht stagniert oder Sie sogar zunehmen, so sollten Sie die Kohlenhydrate wieder um fünf Gramm reduzieren – So tasten Sie sich mit der Zeit an Ihre persönliche Idealmenge an Kohlenhydraten heran. Diese Phase kann bis zu acht Wochen dauern.

Phase3

In der dritten Phase geht es darum, dass Sie sich langsam, aber sicher, auf die vierte Phase vorbereiten, die Sie dauerhaft durchführen können, um Ihr Idealgewicht zu halten. In dieser Phase sollten Sie nur noch langsam abnehmen. Nehmen Sie mehr als ein Pfund pro Woche ab, erhöhen Sie die Kohlenhydratmenge um zehn Gramm, so dass der Gewichtsverlust langsamer vonstattengeht.

Phase 4

In der vierten Phase haben Sie Ihr Zielgewicht erreicht und können nun wieder deutlich mehr Lebensmittel in Ihren Tagesplan aufnehmen. Obst und Gemüse sowie Fisch sind jetzt wieder in größeren Mengen erlaubt. Äußerst zurückhaltend sollten Sie aber weiterhin mit Kartoffeln, Brot und anderen Getreideprodukten sein.

Pro und Contra der Atkins-Diät

Ernährungsexperten halten die Atkins-Diät für zu einseitig und stufen diese zum Teil auch als gesundheitsschädlich an. Vor allem Personen mit Erkrankungen der Nieren oder Diabetiker sollten von der Atkins-Diät Abstand halten, da hierbei bestimmte Abbauprodukte (Ketonkörper) entstehen. Diese können bei einer eingeschränkten Funktion der Nieren nicht richtig abgebaut werden, wodurch eine Acidose droht. Die starke Übersäuerung des Körpers kann u. a. zu Herz-Kreislauf-Erkrankungen wie Herzrhythmusstörungen, Schlaganfall und Herzinfarkt führen. Die ketogene Ernährung kann weiterhin u. a. zu Leberschäden und Verstopfung führen. Ferner ist der hohe Fettgehalt der Atkins-Diät mit teilweise mehr als 50 % Fett nicht gutzuheißen, auch die notwendige Supplementierung mit Nahrungsergänzungsmitteln wie Vitaminen und Mineralstoffen entspricht nicht den Anforderungen einer gesunden Ernährung. Da im Rahmen einer Diät stets auch zumindest mäßige Bewegung mit auf dem Plan stehen sollte, ist Atkins Aussage, Sport sei bei seiner Diät nicht notwendig, nicht zu befürworten.

Fazit

Sind Sie gesundheitlich angeschlagen, sprechen Sie mit Ihrem Arzt, ob die Atkins-Diät für Sie geeignet ist. Da diese Diät aber sowieso als einseitige und nicht ungefährliche Ernährungsform in der Kritik steht, ist von dieser Diät ohnehin abzusehen.

Im folgenden Kapitel finden Interessierte einige weitergehende Ausführungen zu Low Carb.

Low Carb – Der Königsweg zur Traumfigur?

Obwohl es Low Carb-Diäten tatsächlich schon seit dem 18. Jahrhundert gibt, begann der regelrechte Hype um diese Diäten erst mit der Low Carb-Diät nach Dr. Atkins in den 1970er-Jahren.

Wo sich davor noch allenthalben Light- und No Fat-Produkte in den Regalen der Supermärkte türmten, stapeln sich nun Low Carb-Produkte aller Art. Eiweißreiches Brot ohne Kohlenhydrate, kohlenhydratfreie Spaghetti aus Konjakmehl, Pfannkuchen aus Whey-Mehl – die Palette der kohlenhydratfreien Alternativen wird immer gigantischer. Warum aber ausgerechnet dieser Wirbel um Low Carb? Ist diese Diät wirklich die Lösung aller Gewichtsprobleme? Nun, zunächst trifft Low Carb offensichtlich den Geschmack und den Zeitgeist vieler Menschen. Während es auf der einen Seite immer mehr Vegetarier und Veganer gibt, greifen auf der anderen Seite viele Menschen zu immer mehr Fleisch. Schließlich leben nicht wenige Hollywoodstars und *„Promis"* diesen Trend vor. David Kirsch bspw., Personaltrainer von Heidi Klum, empfiehlt Low Carb und verhilft u. a. durch diese Methode seiner illustren Klientel zu gertenschlanken Traumkörpern.

Auch viele andere Stars und Sternchen aus Amerika schwören auf Low Carb. Morgens essen die Hollywoodschönheiten bspw. Rührei, mittags gibt es Pute, abends Steak, als Beilage knabbert man an Salatblättern – so kann man es in diversen Frauenzeitschriften lesen.

Die „bösen" Kohlenhydrate werden dagegen verteufelt und von den Tellern der Stars verbannt. So stammen denn auch viele der Low Carb-Diäten aus Amerika, so etwa die Hollywood-Diät, die South-Beach-Diät und die Mayo-Diät. So geht es bei den Low-Carb-Diäten nicht nur ausschließlich ums Abnehmen, für viele Menschen sind diese Diäten zu einem Lifestyle und zu einer Art Glaubensbekenntnis geworden. Dass gerade Amerika aber nach wie vor rekordverdächtige Zahlen an Übergewichtigen aufweist, scheint in diesem Zusammenhang keine Rolle zu spielen. Und sogar die Evolutionstheorie wird bemüht, um die Low Carb-Diät zu rechtfertigen. Schließlich kannten unsere Vorfahren, die Steinzeitmenschen, kaum Kohlenhydrate, Getreideprodukte gab es anno dazumal schließlich noch nicht – und damit auch kein Übergewicht. Solche Überlegungen kann man jedoch allenfalls als nostalgische Reminiszenz an die gute alte Zeit abtun – einen wissenschaftlichen Wert haben solche Theorien keineswegs.

Denn zum einen weiß man überhaupt nicht genau, was Steinzeitmenschen in jener Zeit tatsächlich verzehrt haben, zum anderen war unseren Urahnen auch keineswegs ein langes Leben vergönnt, was der Theorie von der ach so gesunden Steinzeiternährung widerspricht.

Weiterhin aßen die Steinzeitmenschen eben das, was sie kannten, und was für sie verfügbar war – dass diese damals verfügbare Nahrung jedoch automatisch die beste Ernährung für den Menschen ist, kann keineswegs aus dieser Tatsache im Umkehrschluss gefolgert werden.

Gerade Naturvölker ernähren sich auch heutzutage oft noch sehr einseitig, so leben die Inuit hauptsächlich von Fisch und Fleisch.

So muss die Steinzeit-Diät folglich auch zumindest teilweise als Modeerscheinung abgetan werden. Vielleicht war es weiter auch gar nicht so gesund, was die Menschen in der Steinzeit aßen, evtl. mussten diese Menschen lange Zeit von Fleischvorräten leben, die in der Zwischenzeit schon vergammelt waren. In dieser Zeit ging es schlichtweg ums Überleben, Tiere wurden oft erst nach anstrengender Jagd erlegt. Durch diese Form des Nahrungserwerbs waren die Steinzeitmenschen stets in Bewegung, weshalb sie freilich auch nicht mit Übergewicht zu kämpfen hatten.

Wobei Abnehmen und Gewicht verlieren in der damaligen Zeit gar nicht erstrebenswert war, da der Körper im Krankheitsfall oder bei längeren Hungerphasen keine Reserven hatte, auf welche er zurückgreifen konnte. Zudem hat sich unsere genetische Ausstattung in den letzten Jahrhunderten und Jahrtausenden teilweise verändert und sich an die geänderten Lebensbedingungen partiell angepasst.

Auch kann man das Obst und das Gemüse bzw. auch das Fleisch der damaligen Zeit überhaupt nicht mit den heutzutage erhältlichen Nahrungsmitteln vergleichen, da sich Obst, Gemüse und auch Tiere in der Zwischenzeit durch zahlreiche Züchtungen verändert haben. Zudem kann man davon ausgehen, dass der bei der Paleo-Diät verpönte Ackerbau möglicherweise doch bereits seit 30000 bis 100000 Jahren betrieben wird.

So rät die Deutsche Gesellschaft für Ernährung (DGE) auch generell von Low Carb-Diäten ab und empfiehlt stattdessen eine kohlenhydratreiche und fettarme Ernährung. Insbesondere ältere Menschen, Schwangere sowie Personen, die an Nieren- oder Lebererkrankungen leiden, sollten von Low Carb-Diäten absehen.

Auch für Menschen mit Herz-Kreislauf-Erkrankungen sowie hohem Blutdruck sollten Low Carb-Diäten nicht die Ernährungsform der Wahl sein, da die Low-Carb-Diät auf Dauer zu einer Zunahme von Herz-Kreislauf-Erkrankungen wie Bluthochdruck, Koronarer Herzkrankheit, Schlaganfall oder Herzinfarkt führen kann. Der hohe Eiweißkonsum kann ferner zu Nierenschäden, Nierensteinen sowie zum Anstieg des Harnsäurespiegels und zu Gicht führen. Insbesondere rotes und industriell verarbeitetes Fleisch erhöht das Risiko für Herz- und Kreislauferkrankungen signifikant, auch kommt es zu einer höheren Sterblichkeit aufgrund von Herz- und Kreislauferkrankungen.

Das Risiko steigt umso mehr, je weniger Kohlenhydrate man isst und je mehr Eiweiß. Bspw. erhöht eine Steigerung von 5 g Protein pro Tag das Herz-Kreislauf-Risiko um fünf Prozent. Der hohe Verzehr von Fleisch (insbesondere von rotem Fleisch) und die gleichzeitige Aufnahme von zu wenigen Ballaststoffen können zudem zu Darmkrebs führen.

Unausweichliche Folge des übermäßigen Fleischverzehrs ist ferner eine gnadenlose Übersäuerung des Körpers, welche wiederum Auslöser für viele Krankheiten sein kann.

Auch Lebererkrankungen, Ablagerungen in den Arterien, Arteriosklerose, Kopfschmerzen, Abgeschlagenheit, Müdigkeit, Mundgeruch, Muskelkrämpfe, Übelkeit, Schwindel und Verstopfung werden im Zusammenhang mit einem zu hohem Eiweißkonsum gesehen. Auch ist ein gewisses Maß an Kohlenhydraten wichtig für die seelische Gesundheit, diese Nährstoffe sorgen gerade bei Stress und Hektik für Gelassenheit und Wohlbefinden. Ebenso werden Kohlenhydrate als Treibstoff des Körpers zum kurzfristigen Energiegewinn benötigt. So rät die Deutsche Gesellschaft für Ernährung (DGE) auch generell von Low Carb-Diäten ab und empfiehlt stattdessen eine kohlenhydratreiche und fettarme Ernährung.

Manche Ernährungsexperten gehen sogar so weit, dass sie Low Carb-Diäten als zu einseitige Fehl- und Mangelernährung bezeichnen.

Es gehe schließlich nicht nur um eine Gewichtsabnahme, langfristig seien insbesondere auch gesundheitliche Schäden und Nebenwirkungen in Betracht zu ziehen.

Weiter wird argumentiert, dass bei Low Carb-Diäten häufig täglich 140 g Eiweiß mit der Nahrung zugeführt wird, das entspricht einer Fleischmenge von sage und schreibe 700 g. Tatsächlich benötigt ein erwachsener Mensch pro Tag eine Eiweißmenge von 30 bis 60 g (enthalten etwa in einer Portion Fisch oder Fleisch).

Tier- und Umweltschützer beklagen indes weiter, dass eine solche fleischlastige Ernährung zu einer gewaltigen Zunahme des Tierleids führe, weiterhin zu einer groben Umweltverschmutzung und Energieverschwendung. Deshalb rügen Ethiker, dass Low Carb-Anhänger zu sorglos mit den knappen Ressourcen der Erde umgingen und diese bedenkenlos verschwendeten. Zudem sei im Sinne des Tierschutzes ein (derart ausufernder) Fleischverzehr nicht zu verantworten – eine Low Carb-Ernährung sei deshalb eine Ernährung für Menschen ohne Weitsicht, die nach dem Grundsatz *„Nach mir die Sintflut"* handelten. Wegen der Verschwendung und dem Aufbrauchen der immer knapper werdenden Ressourcen der Erde seien Low Carb-Diäten keineswegs die Ernährung der Zukunft. Somit wird gerade in letzter Zeit von mancher Seite massiv an den Glaubenssätzen der Low Carb-Bewegung gerüttelt.

Denn abgesehen von ethischen Bedenken gegen den Fleischverzehr sei es auch aus Gründen des Umweltschutzes und im Kampf gegen den Welthunger ratsam, Fleisch links liegen zu lassen. So fließen zwischen 15 und 25 Prozent des weltweiten Wasserverbrauchs in die Viehzucht - und knapp 20 Prozent der Treibhausgase werden vom Vieh ausgestoßen - mehr als vom gesamten Straßenverkehr.

Und warum müssen außerdem so viele Menschen in der dritten Welt Hunger leiden? Verantwortlich dafür ist unter anderem eine auf einem hohen Fleischkonsum basierende Ernährung der westlichen Welt. So importieren zahlreiche Industrieländer Futtergetreide, gerade Europa kann selbst nicht genug Futtermittel produzieren. Getreide, das dazu genutzt werden könnte, die Hungernden zu ernähren, wird also dafür genutzt, Tiere als Nahrungsmittel zu mästen. So benötigt man bis zu 16 kg Getreide, um gerade mal 1 kg Fleisch zu erzeugen. Auf der anderen Seite wird in Deutschland viel mehr Fleisch produziert als verbraucht, so steigt die Schweine- und Geflügelproduktion schon seit Jahren. Nichtsdestotrotz fließen Milliardenbeträge an Agrarsubventionen – natürlich durch den Steuerzahler finanziert - in die industrielle Massentierhaltung. Die Überproduktion an Fleisch wird u. a. ins Ausland exportiert, was den Kleinbauern vor Ort die Existenz entzieht.

Muss nun – aus genannten Gründen - jeder Vegetarier werden, wenn er es nicht ohnehin schon längst ist? Nun, diese Entscheidung muss jeder für sich selbst treffen, das ist zumindest meine Meinung - ich will niemanden bekehren, will nicht belehren, allenfalls inspirieren.

Ich selbst lebe schon seit über 25 Jahren vegetarisch und verzichte auch weitgehend auf Eier und Milchprodukte. Dem Fleisch habe ich übrigens abgeschworen, weil es einem tiefen Bedürfnis von mir entsprach, nicht weiter am Leid der Tiere mitschuldig zu sein.

Eine solche Entscheidung muss jedoch aus einem selbst kommen, man kann andere Menschen nicht zu einer vegetarischen Lebensweise überreden - Ich persönlich möchte mich auch nicht dem zunehmenden Kampf von Veganern/Fleischessern anschließen.

Oder wie sagte **Galileo Galilei** einst schon so schön:
„Man kann einen Menschen nichts lehren, man kann ihm nur helfen, es in sich selbst zu entdecken."

Unabhängig von ethischen Bedenken bestreiten andere Ernährungsforscher jedoch die nachteiligen Auswirkungen der Low Carb-Diät für die Gesundheit. Diese Gruppe von Ernährungsexperten lobt vielmehr die schnellen Erfolge der Low Carb-Diät bei der Gewichtsreduktion. Da der Körper bei der Energiegewinnung aus Eiweiß mehr Kalorien verbraucht als bei der Energiegewinnung aus Kohlenhydraten, sei das Low Carb-Prinzip verständlich und nachvollziehbar.

Bei der Low Carb-Ernährung bleibt der Blutzuckerspiegel konstant, die Insulinausschüttung ist niedrig, was v. a. Menschen mit Stoffwechselstörungen wie Diabetes zugutekommt. Ein Drittel der Deutschen leidet schließlich unter Insulinresistenz, also unter verminderter Insulinwirksamkeit und erhöhtem Blutzuckerspiegel, so dass konstante Blutzuckerwerte, wie sie bei der Low Carb-Diät vorliegen, hier von Vorteil sind. Da allerdings gerade Diabetiker besonders anfällig für Nierenerkrankungen sind, dürfen Diabetiker auch nicht zu viel Eiweiß zu sich nehmen. Die Idee von Low Carb ist hierbei denkbar einfach: Der Körper wandelt Kohlenhydrate in Zucker um. Um daraufhin den Blutzuckerspiegel zu senken, produziert der Organismus Insulin, was wiederum die Fettverbrennung hemmt.

Zusätzlich erzeugt Insulin ein erneutes Hungergefühl im Gehirn, so dass als Folge wieder Nahrung, sprich Kalorien, aufgenommen werden. Eiweiß dagegen bewirkt ein lang anhaltendes Sättigungsgefühl, auch Muskelmasse wird bei der Low Carb-Diät nicht angegriffen. Gerade ältere Menschen haben oft einen höheren Proteinbedarf, so dass hier die Low Carb-Ernährung gerade für ältere Menschen empfohlen wird.

Zudem verliert der Mensch ab einem Alter von 45 Jahren kontinuierlich Muskelmasse, was wiederum für eine höhere Aufnahme von Eiweiß spreche.

Es gibt verschiedene Varianten der Low Carb-Diät, am extremsten ist die Atkins-Diät, die nicht empfohlen werden kann. Moderne und zeitgemäße Varianten der Low Carb-Diät sind gemäßigter und plädieren für einen höheren Anteil an Gemüse und Obst in der Nahrung, bei gleichzeitig geringerer Aufnahme von Fett. Jetzt ist auch ein bestimmter Anteil an Kohlenhydraten erlaubt – schließlich handle es sich um Low Carb, nicht um No Carb. Man schwört also bei den mittlerweile gesünderen Varianten einem ausschweifenden Fettkonsum zugunsten einer höheren Kohlenhydratzufuhr ab. Auch sind in der Zwischenzeit vermehrt Käse und andere Milchprodukte erlaubt, was zuvor teilweise wegen des in diesen Produkten vorhandenen Milchzuckers (Kohlenhydrat) nicht erlaubt war. Man kann somit zusammenfassen, dass die Low Carb-Diät Vor- und Nachteile hat, vorteilhaft ist auf jeden Fall der effektive und schnelle Erfolg dieser Diät. Es wird jedoch bisweilen bemängelt, dass die anfangs raschen Erfolge, insbesondere in den ersten drei Monaten, v. a. durch Wasserausscheidung zustande kommen.

Denn ist der Insulinspiegel niedrig, wird in Folge vermehrt Natrium mit dem Urin ausgeschieden. Der auf diese Weise erfolgte Gewichtsverlust ist also dann lediglich verstärkter Wasserausscheidung zuzuschreiben. Zudem zeigen Studien, dass ein bis zwei Jahre nach einer Low Carb-Diät meist wieder das alte Gewicht vorliegt.

Ist Low Carb also die Lösung aller Gewichtsprobleme oder möglicherweise sogar ein Spiel mit dem Feuer, mit Schäden für die Gesundheit?

Im Moment gibt es noch keine ausreichende und gesicherte Datenlage, um eine fundierte Empfehlung für oder gegen Low Carb auszusprechen. Viele Studien sind widersprüchlich und daher schwer zu beurteilen. Zudem sind Erkenntnisse, auch im Bereich der Ernährung und Medizin, niemals statisch und absolut, sondern sie befinden sich stets im Fluss. Erkenntnisse in der Ernährungslehre unterliegen einem fortlaufenden Entwicklungsprozess und entsprechen immer nur dem aktuellen Wissensstand.

Es gibt indes viele Autoren, welche in ihren Büchern Low Carb-Diäten energisch und vehement vertreten. Zum einen handelt es sich hierbei oft (insbesondere bei ebooks von Selfpublishern bei Amazon) um „Autoren" mit gefakten Profilen.

Diese Autoren arbeiten mit falschem Namen/Foto und geben häufig an, Ernährungsberater, Coachs, Ärzte usw. zu sein – ohne dass dies überhaupt der Wahrheit entspricht. Diese „Autoren" nehmen jeden beliebigen Trend, der gerade in ist, liebend gerne in ihren „Büchern" (meist ebooks, die meist nicht mehr als 30-50 Seiten aufweisen), auf. Ohne über jegliches Wissen zu verfügen, loben sie jeden aktuellen Trend – ihre Phrasen und „Argumente" haben sie dabei aus irgendwelchen Büchern oder Internetquellen abgeschrieben.

Diese „*Autoren*" haben oft mehrere Pseudonyme – während das eine Pseudonym die Low Carb-Ernährung lobt, glorifiziert das andere Pseudonym die vegane Ernährung. Hier geht es nicht um persönliche Überzeugungen und darum, dem Leser Wissen zu vermitteln, es geht nur darum, den schnellen Reibach zu machen. Zum anderen schreiben auch einige (richtige) Ärzte Ratgeber über Low Carb-Ernährung. Hier ist zu beachten, dass dieser Personenkreis häufig Proteinshakes oder –pulver vertreibt, der Vertrieb dieser Produkte übersteigt die Einnahmen der Buchtantiemen üblicherweise bei Weitem. Auch diese Autoren machen sich die aktuelle Low Carb-Mode, um nicht zu sagen die Hysterie, zunutze, um ihren Geldbeutel zu füllen.

Die erforderliche Neutralität und Objektivität ist daher bei diesem Personenkreis freilich nicht immer gewahrt. Meine persönliche Meinung dazu ist, dass man als Autor – um glaubwürdig zu bleiben – vom Vertrieb oder Verkauf von Proteinpulvern oder anderen Produkten absehen sollte. Auch sollte man sich nicht für ein bestimmtes Proteinprodukt aussprechen oder dieses bewerben – es sei denn, man empfiehlt dieses Produkt aus Überzeugung und Wissen, und nicht, um mit Schleichwerbung Geld zu machen. Abschließend kann man sagen, dass eine Low Carb-Diät immer gemäßigt sein sollte, eine ausreichende Zufuhr von Gemüse, Obst und auch hochwertigen Kohlenhydraten sollte stets gesichert sein.

Auf keinen Fall sollte man eine Diät mit Dogmatismus betreiben oder diese gar als Ersatzreligion sehen. Jede Diät oder besser Ernährungsform sollte mit Maß und Ziel betrieben werden.

Generell ist eine abwechslungsreiche Ernährung bestehend aus Lebensmitteln mit geringer Energiedichte wie Gemüse, Obst und Salat, sowie Protein aus Fisch, Fleisch oder Milchprodukten sowie gesunden Fetten wie Olivenöl zu empfehlen. Günstig wirken sich auch lange Kohlenhydratpausen aus, um den Insulinspiegel konstant zu halten und dem Stoffwechsel verdiente Ruhepausen zu gönnen. Wie eine Low Fat-Diät im Vergleich zur Low Carb-Diät einzuordnen ist, können Sie im folgenden Kapitel lesen.

Low Fat

Bei einer Low Fat-Diät (übersetzt: wenig Fett) sollten Sie vor allem darauf achten, die Fettmenge einzuschränken. Es handelt sich bei Low Fat eher um einen Überbegriff, unter dem sich verschiedene Diäten subsumieren, als um eine eigenständige Diät. Gemeinsam ist den Low Fat-Diäten, dass ungefähr 10 bis 30 % der aufgenommenen Kalorien aus Fett gewonnen werden. Dabei sollten Sie immer darauf achten, möglichst hochwertige Fette aufzunehmen.

So funktioniert Low Fat

Da Gemüse und Obst in den meisten Fällen kaum Fett enthält, können Sie hiervon reichlich essen. Weitere Bestandteile des Speiseplans sind mageres Fleisch und Fisch, Hülsenfrüchte, fettreduzierter Käse, Joghurt und andere Milchprodukte. Da auch die typischen Sättigungsbeilagen wie Reis, Nudeln und Kartoffeln kaum Fett enthalten, dürfen Sie diese ebenfalls essen. Im Supermarkt finden Sie außerdem viele Produkte, bei denen der Fettgehalt reduziert ist (man sollte aber darauf achten, dass ein reduzierter Fettgehalt nicht mit einem erhöhten Zuckergehalt einhergeht).

Die Low Fat-Diät konnte gerade in den Industrieländern erfolgreich Einzug halten, da der Fettverbrauch dort meist relativ hoch ist und die Bevölkerung in diesen Ländern meist überdurchschnittlich stark an Übergewicht oder sogar Adipositas leidet.

Laut der Deutschen Gesellschaft für Ernährung ist es empfehlenswert, pro Tag etwa 60 bis 70 Gramm Fett zu sich zu nehmen.

Die meisten Deutschen überschreiten diese Menge aber deutlich und nehmen dadurch oft drastisch an Gewicht zu. Natürlich ist aber nicht nur die Fettmenge dafür verantwortlich, dass es zu Übergewicht kommt. Mangelnde Bewegung sowie eine allgemein unausgewogene Ernährung ergänzen den ungesunden Lebensstil. Denn letztendlich kommt es beim Abnehmen darauf an, mehr Kalorien zu verbrauchen als aufzunehmen.

Pro und Contra von Low Fat

Wenn Sie eine Low Fat-Diät durchführen möchten, sollten Sie nichtsdestotrotz darauf achten, insbesondere ausreichend ungesättigte Fettsäuren aus pflanzlichen Ölen oder Fisch zu sich zu nehmen. Denn wenn Sie bei diesen gesunden Fetten sparen, hat dies unter Umständen einen schlechten Einfluss u. a. auf die Blutwerte. Fehlen ungesättigte Fettsäuren in der Ernährung, kann dies mitunter dazu führen, dass der Wert des HDL-Cholesterins sinkt. Dieser Wert (das sogenannte gute Cholesterin) hat einen positiven Einfluss auf den Zustand unserer Blutgefäße und schützt vor Arteriosklerose, Herzinfarkt und Schlaganfall. Außerdem können Sie ohne genügend Fett in der Nahrung fettlösliche Vitamine nicht in ausreichendem Maß aufnehmen und geraten so schnell in einen Zustand der Unterversorgung.

Demnach ist es vorteilhaft, vermehrt pflanzliche Öle, Nüsse oder Samen zu sich zu nehmen und stattdessen weniger fettes Fleisch und verarbeitete Fleischprodukte wie Wurst zu essen.

Fazit

Den Fettkonsum einzuschränken, ist für viele Menschen in der heutigen Zeit eine sinnvolle Maßnahme. Solange Sie darauf achten, nicht komplett auf Fett zu verzichten und sich ausgewogen ernähren, können Sie auf diese Weise auf gesunde Art abnehmen. Auch die Deutsche Gesellschaft für Ernährung empfiehlt eine fettarme, aber kohlenhydratreiche Ernährung. Zugunsten einer kohlenhydratreichen Ernährung solle man eher auf zu viel Fett und Eiweiß verzichten. Was die Gewichtsabnahme betrifft, präferieren viele Ernährungswissenschaftler die Low Fat-Diät. So wird argumentiert, dass man bei einer Low Fat-Diät täglich durchschnittlich 90 g Fett verliere, bei einer Low Carb-Diät dagegen nur 50 g Fett.

Zwar sei die Gewichtsabnahme pro Tag bei Low Carb und Low Fat etwa gleich, bei Low Carb werde aber mehr Wasser ausgeschieden als bei Low Fat. Zudem reduziert Low Fat das LDL-Cholesterin (das *„schlechte"* Cholesterin) und senkt die Triglyceride. Chronische Entzündungen können gelindert werden oder sogar ganz verschwinden, auch erhöhte Blutdruckwerte werden gesenkt. Außerdem wirkt eine High Carb und Low Fat-Ernährung leistungssteigernd und führt zu mehr Gelassenheit und Ausgeglichenheit.

Letztlich zählt aber bei allen Diäten und Ernährungsformen die Energiebilanz – und diese muss negativ sein, um abnehmen zu können.

Weight Watchers

Weight Watchers gehört zu den Diäten, die in Deutschland einen hohen Bekanntheitsgrad haben. Im Gegensatz zu anderen Diäten handelt es sich hierbei aber nicht um einen kurzfristigen Trend, sondern diese Diät ist schon seit Langem etabliert. Bereits 1963 gründete die Amerikanerin Jean Nidetch das Weight Watchers-Unternehmen. Wie ist sie aber überhaupt auf diese Idee gekommen? Wie so viele andere Frauen, war auch sie mit ihrer Figur unzufrieden. Im Laufe der Zeit stellte sie fest, dass es ihr in Gesellschaft mit ihren Freundinnen deutlich leichter fiel, ihren Plan durchzuziehen und abzunehmen. In geselliger Runde war alles einfacher – und so war die Idee von Weight Watchers geboren.

So funktioniert Weight Watchers

Der Grundpfeiler dieser Methode ist bis heute der gleiche geblieben: Einmal pro Woche treffen sich die Mitglieder, können sich austauschen, Erfolge feiern oder sich bei Rückschlägen gegenseitig motivieren. Heutzutage ist es aber nicht mehr zwingend notwendig, persönlich zu den Treffen zu gehen. Lässt es sich zeitlich nicht einrichten oder ist der nächste Treffpunkt zu weit entfernt, ist es auch möglich, an einem Online-Programm teilzunehmen.

Die Teilnehmer müssen hierbei nicht die Menge des Fetts oder der Kohlenhydrate zählen, sondern messen ihre Nahrung lediglich in Punkten.

Früher hießen diese Points, heute sind es die SmartPoints. Pro Tag gibt es eine bestimmte Menge an Punkten, die den Teilnehmern zusteht. Die SmartPoints werden dabei nicht nur durch die Kalorienmenge, sondern auch von der Art der Nährstoffe (Eiweiß, Kohlenhydrate oder Fett) beeinflusst. Wie das Punktesystem zustande kommt, ist indes ein streng gehütetes Betriebsgeheimnis. Ein Nahrungsmittel, das bspw. viel raffinierten Zucker enthält und keinerlei wertvolle Inhaltsstoffe, ist für den Körper nutzlos und führt lediglich zur Gewichtszunahme. Solche Nahrungsmittel haben daher mehr Punkte als bspw. Lebensmittel mit einem hohen Eiweißgehalt. Da jedes Lebensmittel bei Weight Watchers einen bestimmten Wert hat, können Sie sich Ihre Mahlzeiten frei zusammenstellen – solange Sie den vorgegebenen Tageswert an Punkten nicht überschreiten. Wer Sport treibt, bekommt zusätzliche Punkte, die er im Laufe der nächsten Tage aufteilen darf. Dadurch, dass die Teilnehmer sich aufgrund der freien Einteilung der Punkte intensiv mit der Zusammensetzung ihrer Mahlzeiten beschäftigen, erlernen sie die Prinzipien einer gesunden Ernährung, die sie auch im Alltag beibehalten können.

Ähnlich wie die Brigitte-Diät bleibt auch Weight Watchers nicht stehen, sondern entwickelt sich weiter. Seit Ende 2015 steht das Programm *„Feel Good"* auf dem Plan. Neben der Ernährung (Food) sind die beiden Kategorien Fit und Feel (Fühlen) hinzugekommen.

Es geht nun also um ganzheitliches Abnehmen, bei dem es nicht nur auf die Mahlzeiten, sondern ebenso auf Sport und Wohlfühlen ankommt.

Das Zählen der Punkte steht allerdings weiterhin im Fokus. Steht bspw. der Besuch einer Feier an, gibt es pro Woche extra Punkte, die man dafür einsetzen darf. Wer allerdings in einer Woche keine Feier besucht oder nicht auswärts essen geht, darf die verbleibenden Punkte nicht in die folgende Woche übertragen – sie verfallen stattdessen. Weight Watchers ist übrigens längst nicht mehr nur ein kleiner Zirkel von Frauen und Männern, die sich regelmäßig treffen und motivieren, sondern Weight Watchers ist mittlerweile ein regelrechtes Imperium geworden. Neben den Treffen gibt es ein Online-Programm sowie viele Bücher, weiterhin eine App und viele weitere Produkte, die den Teilnehmern helfen sollen, ihr Ziel zu erreichen.

Pro und Contra von Weight Watchers

Viele Teilnehmer sind mit dieser Diät sehr zufrieden und erreichen ihr gesetztes Ziel. Dadurch, dass ihnen jeden Tag eine bestimmte Anzahl an Punkten zur Verfügung steht, lernen sie, sich mit ihrer Ernährung auseinanderzusetzen. So lernen sie nach einer gewissen Zeit, welche Lebensmittel positiv für einen gesunden Lebensstil sind und welche nicht. Da die Teilnehmer ihren Speiseplan täglich selbst zusammenstellen, kommt keine Langeweile oder Heißhunger auf. Selbst ein Stückchen Schokolade ist erlaubt, sofern der Teilnehmer die entsprechenden zwei Punkte von seinem Tageskonto abzieht. Kritiker der Weight Watchers-Diät führen dagegen an, dass Weight Watchers die Ernährung auf eine reine *„Punktewelt"* reduziere. Zudem sei die Einteilung in Punkte nur ein grober Richtwert – jeder Körper reagiere bei der Aufnahme von Nahrung anders, die Prozesse im Körper laufen nicht nach einem Punktesystem ab. Zudem gebe es kaum unabhängige Studien über den tatsächlichen Erfolg der Weight Watchers-Diät, es gebe nur vereinzelte Studien, die jedoch wertlos seien, da sie von Weight Watchers selbst finanziert wurden. Auch die Schleichwerbung mit Andrea Kiewel ist ein weiterer Punkt, der vielen kritischen Menschen nicht behagt.

Weiter wird von Kritikern gerügt, dass die Gruppenleiter der Weight Watchers-Treffen keine Ernährungsexperten sind, sondern lediglich einst selbst übergewichtige Laien, die eine Schulung von nur wenigen Tagen erhalten. Ferner wird oftmals behauptet, dass der Erfolg der Diät nur solange anhält, wie die Diät durchgeführt wird – so nehmen viele Weight Watchers-Teilnehmer hauptsächlich unter dem Druck der Gruppe ab sowie unter dem Druck der Kosten für Treffen oder Online-Programme. Wenn dieser Druck wegfalle, würden oft wieder die alten Ernährungsgewohnheiten übernommen werden.

Fazit

Vor allem Personen, die wissen, dass sie sich nur schlecht allein motivieren können und Diäten vorzeitig abbrechen, sind in der wöchentlichen Gruppensitzung bei Weight Watchers gut aufgehoben. Wer lieber alleine abnimmt, kann das Online-Programm wählen.

Trennkost

Trennkost ist eine Ernährungsform, die es schon seit Anfang des 20. Jahrhunderts gibt. Entwickelt wurde sie vom New Yorker Arzt William Howard Hay, daher trägt sie als vollständige Bezeichnung den Namen Hay´sche Trennkost. Hay hat die Diät ins Leben gerufen, weil er seinerzeit selbst an Übergewicht und an einer schweren Nierenerkrankung litt. Es gelang ihm, durch die Änderung seiner Ernährung seinen Harnsäurespiegel zu senken und wieder vollständig gesund zu werden. Hay ging aufgrund seiner eigenen Genesung davon aus, dass auch andere Kranke von seiner Ernährungsform profitieren könnten und schlug die Trennkost zur Verbesserung des allgemeinen Gesundheitszustands vor.

So funktioniert die Trennkost

Bei der Trennkost ist vorgesehen, dass Sie kohlenhydrathaltige und eiweißhaltige Lebensmittel nicht zusammen während einer Mahlzeit essen. Hay ging davon aus, dass viele Krankheiten wie Herzinfarkt, Bluthochdruck, Schlaganfall, Diabetes mellitus oder auch Krebs dadurch entstehen, dass der Körper übersäuert ist.

Dies führte er darauf zurück, dass die meisten Menschen Kohlenhydrate und Eiweiß zeitgleich essen, der Organismus aber nicht in der Lage ist, die beiden Komponenten gleichzeitig zu verdauen. Um eine gute Verdauung zu gewährleisten, ist es laut Hay notwendig, Eiweiß und Kohlenhydrate zu trennen. Nur so könnten die Enzyme, die an der Verdauung beteiligt sind, ihr volles Potential entfalten und die Nahrung ausreichend aufspalten und verwerten.

Bei der Aufteilung der Nahrungsmittel geht Hay wie folgt vor:

- Kohlenhydratreiche Lebensmittel wie Brot, Reis, Nudeln und Kartoffeln, Zucker sowie Bananen und einige andere Obstsorten.
- Proteine aus Fleisch und Fisch sowie Milch, Milchprodukte und Käse mit einem Fettgehalt unter 50 %, sowie Soja, Nüsse und Eier.
- Neutrale Lebensmittel wie Gemüse, viele Obstsorten (etwa Heidelbeeren und Melonen), Erdnüsse, Milchprodukte mit einem hohen Fettanteil, Fette und Öle.

Idealerweise sollen die Kohlenhydrate morgens und abends gegessen werden, mittags gibt es dagegen eine Eiweißmahlzeit. Zwischen den Mahlzeiten liegen im optimalen Fall drei bis vier Stunden Abstand.

Pro und Contra von Trennkost

Durch die Hay´sche Trennkost haben zwar viele Menschen abgenommen und berichten zudem von einer Verbesserung ihrer Verdauungsprobleme, trotzdem zeigen sich Experten kritisch. Denn viele Nahrungsmittel enthalten sowohl Eiweiß als auch Kohlenhydrate, so dass die Verdauung dieser Produkte gemäß Hays Theorie gar nicht funktionieren könnte. Allerdings bestehen die typischen Dickmacher der heutigen Zeit häufig aus einer Kombination von Eiweiß und Kohlenhydraten. Gute Beispiele hierfür sind Hamburger oder Currywurst mit Pommes frites. Fallen solche Lebensmittel weg, ist die Fett- und Kalorienaufnahme geringer und die Teilnehmer nehmen ab. Je nachdem, in welcher Tabelle Sie nach der Einteilung von Eiweißen oder Kohlenhydraten suchen, kommt es jedoch zu Widersprüchen. Hierdurch kann es schwierig sein, die Diät motiviert durchzuziehen. Kritiker der Hay´schen Trennkost rügen Hays Diät als wissenschaftlich nicht haltbar. Die Deutsche Gesellschaft für Ernährung (DGE) sieht die Hay´sche Trennkost auch als nicht sinnvoll an – allerdings habe diese Diät durchaus positive Ansatzpunkte, so werde bei dieser Ernährungsweise der Fleischkonsum deutlich reduziert, die Kost ist energie- und fettarm.

Aus diesem Grund nehmen viele Abnehmwillige durch die Auswahl bestimmter Lebensmittel durch die Hay´sche Trennkost ab. So essen die Teilnehmer dieser Diät viel Obst, Gemüse und Salat, wodurch dann auch automatisch eine Gewichtsabnahme erfolgt.

Fazit

Die Teilnehmer beschäftigen sich intensiv mit ihrer Ernährung und legen ihren Fokus darauf, dass sie mit dieser Methode abnehmen. Allein dadurch und durch das Wissen, dass vor ihnen bereits viele Menschen erfolgreich mit dieser Ernährungsform abgenommen haben, sind sie stärker motiviert und es fällt ihnen leichter, ihr Ziel zu erreichen.

FDH

So funktioniert FDH

Unter FDH versteht man die Diät *„Friss die Hälfte"*. Dadurch, dass Sie bei dieser Methode von allen Mahlzeiten, die Sie bisher gegessen haben, lediglich die Hälfte zu sich nehmen, kommt es automatisch zum Gewichtsverlust.

Pro und Contra von FDH

Weil es lediglich um die Halbierung der bisherigen Nahrungsmenge geht, ist das Prinzip FDH von jedermann leicht durchzuführen – insbesondere auch, weil es keine Regeln oder Pläne zu beachten gibt. Der vermeintliche Vorteil ist jedoch gleichzeitig auch ein großer Nachteil. Wenn Sie mit FDH abnehmen möchten, lernen Sie nicht die Prinzipien einer gesunden Ernährung kennen, sondern ernähren sich im Grunde genommen weiter wie bisher. Haben Sie bisher nach dem Frühstück als Snack eine Tafel Schokolade gegessen, gibt es nun eben nur noch eine halbe Tafel Schokolade. Sie befinden sich dann jedoch möglicherweise in dem Irrglauben, etwas Gutes für Ihren Körper zu tun. Dass Sie möglicherweise immer noch viel zu viel Fett und Zucker zu sich nehmen, wird Ihnen auf diese Weise nämlich oft gar nicht bewusst. Zum anderen kann das Prinzip FDH dazu führen, dass Sie nun anfangen, mehrere kleine Mahlzeiten über den Tag verteilt zu essen, weil zwischendurch der Hunger nagt.

Sie sind glücklich darüber, dass Sie mit diesen kleinen Portionen auskommen, merken aber nicht, dass Sie im Wesentlichen genauso viel essen wie vorher. Essen Sie tatsächlich nur noch die Hälfte, treten unter Umständen Mangelerscheinungen auf, weil nun auch Vitamine, Mineralstoffe und Spurenelemente nur noch zu 50 Prozent aufgenommen werden. Hinzu kommt, dass Sie Ihren Körper eventuell mit zu wenigen Kalorien versorgen. Das ist beispielsweise der Fall, wenn Sie schon vorher mit der Kalorienzahl im Normbereich gelegen haben und nun mit FDH noch weiter reduzieren. Ihr Körper schaltet dann auf Sparflamme, um mit der niedrigen Kalorienmenge auszukommen. Fangen Sie nach einer gewissen Zeit wieder an, mehr zu essen, kann der Körper nicht so schnell umschalten wie gewünscht und läuft weiterhin auf Sparflamme.

Was passiert? Ihr Körper hat sich daran gewöhnt, mit wenigen Kalorien auszukommen und lagert die überschüssigen Kalorien in Form von Fett als Reserve für einen erneuten (vermeintlichen) Notfall an. Sie nehmen dann automatisch wieder zu – der Jojo-Effekt hat zugeschlagen.

Fazit

FDH ist zwar leicht durchzuführen, generell ist von dieser Diät jedoch abzuraten. Denn die Gefahr ist groß, dass ein Nährstoffmangel sowie der Jojo-Effekt auftreten. Da Sie außerdem nicht lernen, wie Sie sich gesund und ausgewogen ernähren, ist diese Diät nicht gutzuheißen.

Formula-Diät

Unter Formula-Diäten sind alle Diäten zusammengefasst, bei denen Sie überwiegend aus speziellen Pulvern Getränke, Shakes und Suppen mischen, die anstatt einer festen Mahlzeit eingenommen werden. Formula-Diäten versprechen, dass Sie mit allen notwendigen Vitaminen, Mineralstoffen und Spurenelementen versorgt werden, so dass Ihnen keinerlei Nährstoffe fehlen und Sie sich um nichts kümmern müssen.

So funktioniert die Formula-Diät

Es gibt verschiedene Unternehmen, die Formula-Diäten anbieten. Die Pulver können Sie je nach Marke in der Apotheke, der Drogerie oder auch im Supermarkt kaufen.

Lange Zeit musste man sich dabei auf die Standard-Geschmacksrichtungen Schokolade, Erdbeere und Vanille beschränken, mittlerweile gibt es eine größere Auswahl an Geschmacksrichtungen. Kohlenhydrate, Fett und Eiweiß sind in den verschiedenen Diät-Gerichten in einem bestimmten Verhältnis vorhanden, so dass sich genau ausrechnen lässt, wie viel Ihr Körper davon mit jeder Mahlzeit erhält.

Die Tagesrationen enthalten üblicherweise zwischen 800 und 1200 Kalorien, so dass Sie auf jeden Fall abnehmen, wenn Sie sich an die Vorgaben des Programms halten. Da bei einer Formula-Diät keine anderen Lebensmittel aufgenommen werden, haben offizielle Stellen ein Auge auf diese Produkte.

Die Hersteller müssen gewährleisten, dass in den Pulvern ausreichend Mineralstoffe, Vitamine und Spurenelemente enthalten sind, um eine Unterversorgung mit wichtigen Stoffen auszuschließen. Wichtig ist es ebenfalls, zu beachten, dass Formula-Diäten auf keinen Fall für einen langfristigen Einsatz gedacht sind. So ist es ratsam, sich maximal drei Wochen ausschließlich von diesen Produkten zu ernähren. Es gibt Programme, bei denen Sie alle drei Hauptmahlzeiten gegen eine Flüssigmahlzeit austauschen, bei anderen Vorgaben beschränken Sie sich auf zwei oder nur eine Mahlzeit. Einige Hersteller empfehlen außerdem, in bestimmten Fällen ausschließlich eine Mahlzeit im Rahmen einer normalen Ernährung gelegentlich gegen ein Formula-Gericht auszutauschen. Dies bietet sich beispielsweise an, wenn man über die Stränge geschlagen hat und die einmalige übermäßige Kalorienzufuhr ausgleichen will.

Sie müssen bei einer Formula-Diät weder etwas lernen noch sich lange mit der Zubereitung der Mahlzeiten auseinandersetzen. Lesen Sie sich die Anleitung auf der Verpackung durch, geben Sie Flüssigkeit zum Pulver hinzu und nach wenigen Minuten haben Sie eine fertige Mahlzeit.

Pro und Contra von Formula-Diäten

Nachteilig an der Formula-Diät ist zum einen, dass Sie nichts über eine gesunde Ernährung lernen. Auf den ersten Blick mag es zwar praktisch erscheinen, sich um nichts kümmern zu müssen, andererseits ergeben sich daraus gewisse Nachteile für Ihre Gesundheit. Denn wenn Sie nach maximal drei Wochen diese Ernährungsform beenden, haben Sie nicht gelernt, wie eine gesunde und ausgewogene Ernährung aussieht. Die Wahrscheinlichkeit ist deshalb groß, dass Sie sofort wieder in Ihr altes Verhaltensmuster fallen und sich ungesund ernähren. Nehmen Sie nun wieder große Mengen Kalorien zu sich, meldet sich der Jojo-Effekt. Während der Diät hat Ihr Körper seinen Verbrauch heruntergeschraubt und sich an wenige Kalorien gewöhnt. Essen Sie danach wieder mehr, bekommt Ihr Organismus Kalorien in Hülle und Fülle. Da er die Kalorien aber in dieser Menge nicht braucht (schließlich hat er sich daran gewöhnt, mit wenig auszukommen), lagert er die überflüssige Energie in Form von Fett an.

Es passiert also das, was Sie eigentlich vermeiden wollten – Sie nehmen wieder zu. Ein weiterer Nachteil ist, dass die Formula-Diät schnell eintönig wird und Langeweile aufkommt. Dadurch lässt die Motivation nach, Sie fangen zwischendurch an, zu naschen oder brechen Ihr Vorhaben vorzeitig ab. Sie sollten bei Formula-Diäten außerdem darauf achten, dass in den Produkten ausreichend Ballaststoffe enthalten sind. Besonders wenn Sie nur Shakes zu sich nehmen, ist die Wahrscheinlichkeit ansonsten groß, dass Sie nach ein paar Tagen unter Verstopfung leiden.

Fazit

Aufgrund der einseitigen und monotonen Ernährung ohne Lerneffekt ist von einer Formula-Diät abzuraten. Auch der nach der Diät einsetzende Jojo-Effekt ist nicht zu unterschätzen.

Blutgruppendiät

Die Blutgruppendiät hat vor einigen Jahren viel Aufmerksamkeit auf sich gezogen, mittlerweile ist der Hype jedoch wieder abgeflacht. Peter D´Adamo brachte 1996 das Buch *„4 Blutgruppen – vier Strategien für ein gesundes Leben"* heraus und hat auf diese Weise viele Leser begeistert. Weltweit fand das Buch großen Anklang bei Diätwilligen, während Ernährungswissenschaftler sich von Anfang an skeptisch zeigten.

So funktioniert die Blutgruppendiät

Der Erfinder der Blutgruppen-Diät geht davon aus, dass jede Blutgruppe eine ganz eigene Chemie hat und dementsprechend einen eigenen Stoffwechsel. Indem jede Blutgruppe eine spezielle Ernährung erhält, soll es möglich sein, verschiedene Krankheiten zu vermeiden und das Körpergewicht positiv zu beeinflussen.

Diese Erkenntnis führt D´Adamo darauf zurück, dass seiner Meinung nach die Eiweiße im Blut auf bestimmte Nahrungsmittel ungünstig reagieren, was zu einem verlangsamten Stoffwechsel führt, was wiederum eine Gewichtszunahme begünstigt. Jede Blutgruppe reagiert anders auf bestimmte Nahrungsmittel, so dass mit der richtigen Auswahl der Lebensmittel eine positive Veränderung möglich sei.

D'Adamo vertritt weiter die Hypothese, dass Menschen je nach Blutgruppe die zugeführte Nahrung unterschiedlich verwerten. Isst der Mensch „falsche" Nahrung – d. h. die für seine Blutgruppe unpassende Nahrung - führt dies zur Verklumpung der Antigene im Blut. Langfristige Folge dieser ungünstigen Nahrung sei die Entstehung zahlreicher Krankheiten.

D'Adamo geht davon aus, dass die Lebens- und Ernährungsformen unserer Vorfahren auf jeweils eine der vier Blutgruppen zurückzuführen seien.

Die Theorie der zu den verschiedenen Blutgruppen passenden Nahrungsmittel sieht folgendermaßen aus:

- Blutgruppe Null: Die Blutgruppe Null soll die älteste Blutgruppe sein. Sie kam schon bei den Cro-Magnon-Menschen vor, die in der Steinzeit lebten. Diese Menschen gehörten zu den Jägern und Sammlern. Aufgrund ihres Lebensstils konzentrierte sich deren Nahrung vor allem auf rotes Fleisch und Fisch sowie Gemüse und Obst. Auch heutzutage sollten Menschen mit der Blutgruppe Null sich an diese Nahrungsmittel halten, nicht empfehlenswert sind hingegen Milch und Milchprodukte sowie Getreide (v. a. Weizen) und Hülsenfrüchte.

- Blutgruppe A: Menschen, die der Blutgruppe A angehören, sind bei den Ackerbauern und Viehzüchtern einzuordnen. Sie zeichnen sich vor allem dadurch aus, dass sie gelernt haben, Getreide und Gemüse anzubauen und sich dementsprechend viel von diesen Lebensmitteln zu ernähren. Wenn Sie Blutgruppe A haben, stellen Sie sich daher vorzugsweise auf eine vegetarische Ernährung ein.
- Blutgruppe B: Haben Sie von den Mongolen in Eurasien gehört? Aus ihnen soll die Blutgruppe B hervorgehen. Wenn Sie diese Blutgruppe haben, stehen auf Ihrem Speiseplan häufiger Fleisch, Eier, Milch und Milchprodukte sowie grünes Gemüse. Hülsenfrüchte und Getreide sowie Tomaten sind hier dagegen ungeeignet, um abzunehmen und gesund zu bleiben.
- Blutgruppe AB: Der Erfinder der Blutgruppendiät geht davon aus, dass diese Blutgruppe entstanden ist, als sich die Mongolen mit den Ackerbauern vermischten. Schweinefleisch sollte hier nicht auf dem Teller landen, stattdessen sollten Getreide, Eier, Milch und Milchprodukte häufig auf dem Speiseplan zu finden sein.

Pro und Contra der Blutgruppendiät

Im Alltag lässt sich die Blutgruppen-Diät nicht sonderlich leicht durchführen. Zum einen sind die Zutaten teilweise relativ schwer erhältlich. Zum anderen gestaltet sich das Kochen schwierig, wenn innerhalb einer Familie mehrere Blutgruppen vorhanden sind und so unterschiedliche Mahlzeiten zuzubereiten sind.

Fazit

Die Blutgruppen-Diät wurde in verschiedenen Studien untersucht. Dabei kam heraus, dass eine ausgewogene Ernährung nicht für jede Blutgruppe gewährleistet ist. Der gesundheitliche Nutzen, den D´Adamo hervorgehoben hat, lässt sich außerdem nicht wissenschaftlich belegen. Die Blutgruppendiät kann also nicht empfohlen werden.

http://ajcn.nutrition.org/content/early/2013/05/22/
ajcn.113.058693

Die Deutsche Gesellschaft für Ernährung (DGE) stuft die Blutgruppendiät als ungesund ein, die Hypothesen von D'Adamo seien außerdem wissenschaftlich nicht haltbar und unsinnig. Je nach Blutgruppe sei der Eiweißanteil der Kost teilweise stark erhöht, was zu bestimmten Krankheiten führen kann. Abnehmwillige, die auf die Blutgruppendiät setzen, riskieren Mangelerscheinungen – zudem ernähren sich diese Personen nicht mehr nach ihren individuellen Bedürfnissen und Vorlieben, sondern setzen stattdessen auf die unsinnigen Vorgaben der Blutgruppendiät. Hinzu kommt, dass die Behauptungen von D'Adamo bezüglich der Blutgruppen in Wirklichkeit der Theorie der Abfolge und regionalen Entstehung der Blutgruppen widersprechen. Da D'Adamo zusätzlich zahlreiche speziell für die jeweiligen Blutgruppen entwickelten Nahrungsergänzungsmittel – diese sind zudem teuer und ihr Nutzen ist umstritten – im Internet vertreibt, muss man D'Adamos Blutgruppendiät schon in den Bereich der Scharlatanerie ansiedeln.

Monodiät

Unter einer Monodiät (von griechisch monos: ein-
zig, allein) werden Diäten verstanden, bei denen
Sie überwiegend ein Lebensmittel beziehungsweise ein Gericht zu sich nehmen. Monodiäten
locken viele Abnehmwillige an, weil sich mit dieser Diät innerhalb von kurzer Zeit ein hoher Gewichtsverlust erzielen lässt.

So funktioniert die Monodiät

Der Ausgangspunkt der Monodiät ist eine Monomahlzeit. Stellen Sie sich vor, Sie lebten in der
Zeit der Jäger und Sammler und die Männer sind
unterwegs, um neue Nahrung zu besorgen. Vielleicht vergehen in dieser Zeit einige anstrengende
Stunden oder Tage, in denen die Männer kein Tier
erlegen konnten und unverrichteter Dinge wieder
nach Hause kommen. Stattdessen kommen sie an
einigen Büschen vorbei, die mit köstlichen Beeren
bestückt sind. Was machen sie? Sie essen sich an
den Beeren satt und ziehen gestärkt weiter. Das
ist ein Beispiel für eine typische Monomahlzeit.
Heute müssen Sie diese Form der Ernährung
nicht mehr praktizieren, weil Nahrungsmittel in
unseren Breitengraden im Überfluss vorhanden
sind. Reihen Sie aber mehrere Monomahlzeiten
aneinander, entsteht die Monodiät.

Viele Menschen machen diese Diät, weil mit ihr häufig ein hoher Gewichtsverlust einhergeht, andere (häufig aus der Rohkostszene) verspüren eine angenehmere Sättigung und fühlen sich fitter. Außerdem ist die Gefahr, sich zu überessen, bei Monomahlzeiten nicht so stark wie bei gemischten Mahlzeiten.

Wenn Sie diese Diät ausprobieren möchten, sollten Sie bevorzugt mit einer Monomahlzeit täglich starten, um zu sehen, ob Ihnen diese Diät zusagt. Das Frühstück eignet sich hierfür am besten. Wählen Sie eine Obstsorte zum Frühstück aus und beschränken Sie sich auf diese. Je nach Jahreszeit können Sie zu Äpfeln, Orangen, Ananas, Erdbeeren und vielen anderen Obstsorten greifen. Essen Sie ruhig so viel von einer Obstsorte, bis Sie satt sind. Sie werden sehen, dass Sie sich kaum überessen können. Während Sie sich nach drei Stück Sahnetorte oder dem Rollbraten mit Klößen erst einmal zurücklehnen müssen und am liebsten ein Verdauungsschläfchen einschieben würden, ist das nach einer Monomahlzeit mit Obst oder frischem Gemüse nicht nötig. Sie sind satt und fühlen sich fit. Wenn Sie außerdem täglich die Obst- und Gemüsesorten wechseln, erhalten Sie auf diese Weise eine Vielzahl und ein großes Spektrum an Vitaminen, Mineralstoffen, Spurenelementen und Ballaststoffen.

Eine extremere Variante der Monodiät wäre, über einen bestimmten Zeitraum lediglich ein Lebensmittel zu essen. Aufgrund der Einseitigkeit ist hiervon aber abzuraten.

Pro und Contra der Monodiät

Sie sollten auf jeden Fall Vorsicht walten lassen, wenn Sie eine Monodiät durchführen. Auf keinen Fall sollte diese Form der Diät länger als zwei Wochen dauern, da sonst die Gefahr besteht, dass sich aufgrund der einseitigen Ernährung Mangelerscheinungen einstellen. Haben Sie Gefallen an dieser Form der Ernährung gefunden, ist es sinnvoll, eine Monodiät durchzuführen, die sich aus einzelnen Monomahlzeiten zusammensetzt. Das heißt, dass Sie zum Frühstück vielleicht Ananas essen, zum Mittagessen Salat oder Sojasprossen und zum Abendessen Paprika. Damit ist die Gefahr reduziert, dass es schnell zu Mangelerscheinungen kommt. Trotzdem ist es auch hier ratsam, die Diät nur einige Wochen durchzuführen. Kritiker der Monodiät rügen die Einseitigkeit der Diät, so könne es in kurzer Zeit zu Mangelerscheinungen kommen, da nicht genügend Nährstoffe mit der Nahrung aufgenommen werden. Da Monodiäten typischerweise mit Obst oder Gemüse durchgeführt werden, droht auch eine Eiweißunterversorgung.

Gegner der Monodiät sehen es auch als Nachteil an, dass dieser Diät kein konkretes Programm zugrunde liegt. Auf diese Weise erlerne man nicht die Zusammenstellung einer gesunden und abwechslungsreichen Ernährung, sondern versteife sich auf das Essen einzelner isolierter Nahrungsmittel (Ananas, Kartoffel, Reis). Nach einer gewissen Zeit werden die Diätwilligen der Monodiät überdrüssig und entwickelten dann einen Heißhunger auf andere, lange entbehrte Lebensmittel.

Fazit

Bei der Monodiät können Sie theoretisch viel über Ihr Essverhalten lernen, wenn Sie auf Ihren Körper achten. Sie merken wieder, wie schnell eine Mahlzeit sättigt und dass Sie auch in Zukunft nicht so viel essen müssen wie bisher, um fit und satt über den Tag zu kommen. Damit dieser Effekt aber eintritt, müssen Sie jedoch ein gewisses Bewusstsein für Ihren Körper entwickeln. Besonders wenn Sie bereits unter Übergewicht leiden, ist die Wahrscheinlichkeit groß, dass dieses Bewusstsein nicht ausreichend vorhanden ist. In diesem Fall ist eher damit zu rechnen, dass Sie diese Diät einige Tage durchziehen, sich über den Gewichtsverlust freuen und dann aber wieder zu Ihrer gewohnten Ernährung zurückkehren.

Schlank im Schlaf

Schlank im Schlaf – zu schön, um wahr zu sein? Zumindest der Name der Diät nach Dr. Pape verspricht diesen Effekt. Allerdings ist damit nicht gemeint, dass Sie sich abends mit Übergewicht ins Bett legen und morgens schlank aufwachen. Wie bei jeder anderen Diät gibt es auch bei *„Schlank im Schlaf"* einige Regeln zu beachten. Der Internist und Ernährungsmediziner Dr. Detlef Pape machte 2006 mit seinem Konzept *„Schlank im Schlaf"* von sich reden. Bei der Schlank im Schlaf-Diät handelt es sich um eine Insulintrennkost, bei der dem Hormon Insulin besondere Aufmerksamkeit geschenkt wird.

So funktioniert Schlank im Schlaf

Wie bei Low Carb-Diäten ist die Überzeugung auch bei *„Schlank im Schlaf"*, dass nach einer Mahlzeit mit vielen Kohlenhydraten besonders viel Insulin ins Blut ausgeschüttet wird. Während dieser Zeit ist es aber nicht möglich, dass der Organismus Fett abbaut. Um aber während des Schlafs den Fettabbau zu unterstützen, ist es laut Pape wichtig, abends auf Kohlenhydrate zu verzichten. Außerdem sollten Sie zwischen den Hauptmahlzeiten jeweils mindestens fünf Stunden nichts essen. So kann der Insulinspiegel sinken und der Fettabbau stattfinden. Denn wenn Sie zwischendurch bestimmte Lebensmittel als Snack einnehmen, steigt der Insulinspiegel wieder an und der Abbau von Fett ist verlangsamt.

Wie sieht ein Tag mit *„Schlank im Schlaf"* aus? Das Frühstück besteht aus Kohlenhydraten, abends steht dagegen Eiweiß auf dem Plan. Mittags können Sie Kohlenhydrate und Eiweiße kombinieren. Denn bis zum Abend hat Ihr Organismus ausreichend Zeit, um das Insulin wieder abzubauen. Die Menge an Kohlenhydraten, die Ihnen zusteht, richtet sich danach, ob Sie Mann oder Frau sind und wie hoch Ihr BMI (Body Mass Index) ist. Der BMI ist eine Maßeinheit, mit der Sie erkennen können, in welchem Verhältnis Ihr Körpergewicht zur Körpergröße steht. Der BMI ist die aktuell am häufigsten verwendete Maßzahl für die Bewertung des Körpergewichts eines Menschen in Relation zu seiner Körpergröße.

Zur Berechnung des BMI wird die Körper-Masse auf das Quadrat der Körpergröße bezogen. Der BMI ist jedoch lediglich ein grober Richtwert, da er weder die Statur noch die individuelle Zusammensetzung der Körpermasse aus Fett- und Muskelgewebe berücksichtigt.

Neben der Aufteilung von Kohlenhydraten und Eiweißen gibt es bei dieser Diät noch einige weitere Regeln zu beachten:

- Zwischenmahlzeiten entfallen.
- Um den Abnehmprozess optimal zu unterstützen, ist Sport eingeplant.
- Damit Sie nachts wirklich effektiv Fett verbrennen, sollten Sie entsprechend lange Schlafphasen einplanen. Kurze und hektische Nächte sind dagegen nicht förderlich.

Pro und Contra von Schlank im Schlaf

Viele Ernährungsexperten sind der Meinung, dass es nicht notwendig ist, Kohlenhydrate und Eiweiß zu trennen. Außerdem kann es sich im Alltag als sehr kompliziert erweisen, wenn Sie nach dieser Diät abnehmen möchten. Die Zusammenstellung der Nahrung ist aufwendig, auch behagt es vielen Menschen nicht, morgens komplett auf (tierische) Eiweiße zu verzichten. So soll das Müsli nur mit Wasser und allenfalls mit etwas Sojamilch zubereitet werden, Brötchen werden ausschließlich mit Konfitüre und Margarine verzehrt. So empfiehlt sich diese Diät auch eher für sehr disziplinierte Menschen, nicht etwa für die breite Masse. Denn aufgrund der komplizierten und ungewöhnlichen Zusammenstellung der Nahrung hat diese Diät eine hohe Abbruchquote. Zudem wird das Essen instrumentalisiert, der Genuss bleibt – wie so oft – auf der Strecke.

Nach Hinweisen der Deutschen Gesellschaft für Ernährung verzichten Sie außerdem bei dieser Diät auf einen wichtigen Bestandteil der Ernährung, und zwar auf Getreide. Besonders Vollkorngetreide wird indes als wertvolles und unersetzliches Lebensmittel angesehen, gerade auch, was die Versorgung mit Mineralstoffen, Spurenelementen und Ballaststoffen angeht.

(https://de.wikipedia.org/wiki/Insulin-Trennkost)

Fazit

Schlank im Schlaf ist eine Diät, die mit gewissen Einschränkungen empfehlenswert ist: Denn hier führen eine gesunde Mischkost und ausreichend Bewegung zu einem gesunden Lebensstil, was sich positiv auf die Gesundheit und auch auf das Gewicht auswirken kann. Wenn Sie allerdings an Abendmahlzeiten mit Brot, Kartoffeln oder Nudeln gewöhnt sind, müssen Sie sich umstellen. Denn solche Mahlzeiten sind während dieser Diät tabu. Die Deutsche Gesellschaft für Ernährung kommt zu dem Entschluss, diese Diät nicht zu empfehlen.

http://www.t-online.de/lifestyle/abnehmen/id_21574902/trennkost-nach-pape-was-taugt-die-trennkost-nach-detlef-pape-.html

Forever Young

Forever Young (Für immer jung) ist ein Schlagwort, das viele Ohren aufhorchen lässt. Ist es doch das, was Frauen und Männer gleichermaßen für sich erträumen. Bis ins hohe Alter fit sein und gleichzeitig jung auszusehen – wer möchte das nicht?

So funktioniert Forever Young

Um auch im hohen Alter noch gesund und fit zu sein, sind entsprechend den Thesen des Erfinders von *„Forever Young"*, Dr. Ulrich Strunz, vor allem zwei Faktoren zu berücksichtigen: Eine ausgewogene Ernährung und ausreichend Bewegung. Da genau diese Faktoren bei vielen Menschen zu kurz kommen, kommt es zu Übergewicht und Zivilisationskrankheiten. Sport ist bei Forever Young immens wichtig. So sollten Sie jeden Tag 30 Minuten aktiv sein. Dazu kommen eine gesunde Ernährung und motivierende Übungen, um das Ziel nicht aus den Augen zu verlieren. Die erste Phase der Forever Young-Diät, die sogenannten Vital-Fatburning-Tage, besteht aus der Einnahme einer Formula-Diät. So nehmen Sie in den ersten zehn Tagen spezielle Eiweißshakes zu sich, die mit Vitaminen und der Aminosäure Carnitin angereichert sind.

Carnitin soll die Fettverbrennung anregen und auf diese Weise dabei helfen, dass Sie schneller abnehmen.

In der zweiten Phase, die im Allgemeinen eine Woche dauert, dürfen Sie wieder feste Nahrungsmittel zu sich nehmen. Allerdings nicht ausschließlich, sondern im Wechsel mit Formula-Tagen. Während der Diät gibt es verschiedene Rezepte, in denen viel Gemüse, Nudeln und Fisch vorhanden sind. Fleisch sollte aber eher selten auf Ihrem Teller landen. Im Wesentlichen orientiert sich die Forever Young-Diät damit an der mediterranen Ernährung.

Pro und Contra von Forever Young

Kalorien müssen Sie bei dieser Diät nicht zählen, trotzdem ist diese Diät in die Kritik geraten. Das liegt zum einen daran, dass es teilweise sehr aufwendig ist, die Rezepte nachzukochen. Wie Sie außerdem schon aus dem Kapitel über Formula-Diäten wissen, bleibt bei dieser Diät zusätzlich der Lerneffekt aus. Sie lernen kaum, wie Sie sich gesund ernähren, weil Sie einfach anstelle einer gesunden Nahrung einen Eiweißshake zu sich nehmen. Zwar hat Strunz bei seiner Diät in der zweiten Phase auch Elemente der mediterranen Ernährung eingebaut, trotzdem scheint die Versorgung mit Vitaminen und Mineralstoffen nicht ausreichend gewährleistet zu sein.

Bei dieser Diät nehmen Sie deshalb durchgehend Nahrungsergänzungsmittel zu sich und kommen so schnell auf Mengen, die nicht mit den Empfehlungen der Deutschen Gesellschaft für Ernährung konform gehen.

Eindeutige Beweise, dass das auch einzunehmende L-Carnitin einen positiven Effekt auf die Fettverbrennung hat, gibt es zudem nicht. Zwar zeigen einige Studien eine gesteigerte Fettverbrennung, bei anderen Studien ist jedoch kein Effekt nachzuweisen. Dieser Meinung ist auch die Verbraucherzentrale Nordrhein-Westfalen.

https://de.wikipedia.org/wiki/Carnitin#Stellungnahmen

Vergessen Sie außerdem nicht, dass die angepeilte Gewichtsabnahme von einem Kilogramm pro Tag viel zu hoch ist. Dauert die Diät bspw. 17 Tage, würden Sie 17 Kilogramm abnehmen. Eine solch hohe Gewichtsabnahme ist nicht nur unrealistisch, sondern zudem ungesund.

Selbst wenn Sie diese Zahl erreichen würden, hätten Sie nur kurze Zeit nach Beendigung dieser Diät Ihr Ausgangsgewicht wieder erreicht – nämlich dann, wenn Sie anfangen, wieder normal zu essen.

Die neue Diät von Dr. Strunz

Mittlerweile gibt es eine neue Diät von Dr. Ulrich Strunz, *„Die neue Diät"*, mit der Strunz auf *„metabolic Power"* setzt, das heißt auf die Kraft Ihres Stoffwechsels. Es gibt einige wesentliche Regeln, die bei dieser Diät einzuhalten sind:

- Bewegung spielt nach wie vor eine große Rolle. Strunz rät, sich jeden Tag zwischen 30 und 90 Minuten zu bewegen.

- Sie sollten täglich ausreichend trinken. Bei der neuen Diät sind drei Liter Wasser empfohlen. Wenn Sie ein bisschen Abwechslung benötigen, trinken Sie gelegentlich Tee oder Kaffee. Gesüßte Getränke, Säfte oder Alkohol stehen jedoch nicht auf Ihrem Plan.

- Viel frisches Obst und Gemüse ist eingeplant. Zwischen einem und drei Kilogramm Obst und Gemüse sollten Sie jeden Tag essen, wobei der Fokus auf kalorienarmem Gemüse liegt, ergänzt durch ein bis zwei Portionen Obst.

- Bei jeder Mahlzeit ist Eiweiß auf Ihrem Teller zu finden. Fett ist aber möglichst zu vermeiden. Ausnahme hiervon ist die Empfehlung, fetten Fisch zu essen. Bei der Aufnahme von Eiweiß kommen auch wieder die Shakes von Strunz ins Spiel. Wenn Sie keine Zeit zum Kochen haben, dann trinken Sie einen Shake.

- Jeden Tag gibt es mehrere Esslöffel Pflanzenöl. Außerdem können Sie täglich bis zu 40 Gramm Samen oder Nüsse essen.
- Kohlenhydrate sollten Sie generell nicht mehr in den gewohnten Mengen zu sich nehmen, vor allem dann nicht, wenn es sich um die sogenannten Sättigungsbeilagen wie Reis oder Nudeln handelt. Wenn Sie gelegentlich Brot essen, greifen Sie zur Vollkornvariante und lassen Produkte aus Weißmehl links liegen.
- Zucker sollte nur in minimaler Dosis aufgenommen werden. Ihr Körper braucht keinen Zucker, dieser steigert vielmehr Ihren Appetit und führt oft zu Übergewicht.
- Kochen Sie selbst oder nehmen Sie viele Fertigprodukte zu sich? Vergessen Sie ab sofort sämtliche Fertigprodukte. Hier sind meist viele Zusatzstoffe enthalten, die Ihrer Gesundheit schaden und außerdem Übergewicht fördern.
- Um möglichst viele Vitamine, Mineralstoffe und Spurenelemente mit der Nahrung aufzunehmen, ist es ratsam, Obst und Gemüse möglichst roh zu essen.

Um diese Regeln umzusetzen, empfiehlt Strunz die folgenden drei Schritte: In den ersten ein bis zwei Wochen sollten Sie auf Kohlenhydrate verzichten und sich von Eiweiß-Shakes, Nüssen und Salaten ernähren. Laut Strunz ist es möglich, sich auf diese Weise bis zu vier Wochen zu ernähren. Die zweite Phase dauert drei Wochen, in denen Sie Eiweiß zu sich nehmen und dieses mit Obst und Gemüse sowie Samen und Nüssen ergänzen. Haben Sie die ersten beiden Phasen durchgehalten, hat sich Ihr Körper laut Strunz auf den Fettverbrennungsmodus umgestellt.

Nun ist es wieder erlaubt, dass Sie kleine Mengen Kohlenhydrate aus Nudeln, Brot, Reis oder ähnlichem essen. Die Betonung liegt aber auf *„kleinen Mengen"*. Forever Young ist mittlerweile nicht mehr nur eine Diät, sondern ein ganzes Unternehmen geworden. Auf der Website des Unternehmens können Sie Bücher, Nahrungsergänzungsmittel, Eiweißpräparate, Sportzubehör und sogar Kaffeebohnen bestellen.

Fazit

Die Diät von Dr. Strunz hat sich weiterentwickelt, trotzdem empfiehlt Strunz immer noch Eiweißshakes aus seinem Programm, um Mahlzeiten zu ersetzen. Auch die Zufuhr von weiteren Nahrungsergänzungsmitteln ist nicht immer sinnvoll. Um Ihre Ernährungsgewohnheiten langfristig zu ändern, ist die Diät daher nur eingeschränkt empfehlenswert.

Fit for Fun

Die Fit for Fun-Diät wurde von der gleichnamigen Zeitschrift entwickelt. Es geht den Entwicklern besonders darum, beim Abnehmen nicht leiden zu müssen oder sich zu kasteien, sondern Spaß zu haben und dabei schlank zu werden.

So funktioniert die Fit for Fun-Diät

Damit Spaß und gleichzeitige Gewichtsabnahme gewährleistet sind, ist es notwendig, dass kein allzu großer Hunger aufkommt. Aus diesem Grund liegt bei der Fit for Fun-Diät das Augenmerk vor allem auf dem Fettgehalt der Mahlzeiten. Wenn Sie Fett reduzieren, nehmen Sie ab, können sich aber trotzdem sattessen. Bei dieser Diät liegt die Menge Fett, die Sie täglich aufnehmen, zwischen 30 und 50 Gramm. Die Fettmenge ist ausreichend, und Sie nehmen trotzdem ab. Sind Sie an dem Punkt angelangt, an dem Sie Ihr Gewicht nur noch halten wollen, können Sie sich täglich zwischen 60 und 80 Gramm Fett gönnen. Die klassische Fit for Fun-Diät dauert acht Wochen. In dieser Zeit durchlaufen Sie vier Pläne und setzen sich dadurch intensiv mit Ihrer Ernährung auseinander. Das A und O bei den Mahlzeiten ist es, auf eine fettarme Zubereitung zu achten.

Den Fettgehalt von allen Lebensmitteln von Anfang an im Kopf zu behalten, fällt den meisten Menschen schwer. Wenn Sie sich aber zwei Monate quasi nebenbei und intuitiv mit fettarmen Lebensmitteln beschäftigen, lernen Sie, was Ihnen gut tut und wie Sie kochen müssen. Ein knurrender Magen ist oft ein Grund, warum viele Abnehmwillige ihre Diät relativ schnell wieder abbrechen. Die Mahlzeiten sind hier jedoch groß und Sie können sich am Gemüse sattessen, unter Hunger sollten Sie nicht leiden.

Pro und Contra der Fit for Fun-Diät

Da es sich hier um eine ausgewogene Ernährung handelt, können Sie die Prinzipien beibehalten und dauerhaft in Ihrem Alltag umsetzen. Vergessen Sie nicht, dass es sich bei Fit for Fun um eine Zeitschrift handelt, bei der Sport einen großen Stellenwert einnimmt. Bei der Diät ist es nicht anders. Um gesund und nachhaltig abzunehmen, ist es wichtig, dass Sie auch langfristig in Bewegung bleiben.

Fazit

Da es sich bei der Fit for Fun-Diät um eine abwechslungsreiche Diät handelt, bei der Sport eine wichtige Rolle spielt, ist diese Diät empfehlenswert.

Fasten

Fasten zählt nicht zu den Diäten im eigentlichen Sinn, obwohl viele Menschen Fasten als solches ansehen. Aus diesem Grund ist in diesem Buch auch ein Kapitel dem Fasten gewidmet.

So funktioniert Fasten

Grundsätzlich handelt es sich beim Fasten um eine Phase, in der Sie auf bestimmte Lebensmittel verzichten. Seinen Ursprung hat Fasten übrigens in der Religion. Es gibt viele Religionen, in denen die Anhänger für bestimmte Zeitabschnitte enthaltsam sind. Teilweise verzichten sie auf bestimmte Nahrungsmittel, auf Sexualität oder Alkohol. Es gibt verschiedene Ausprägungen, teilweise fasten die Teilnehmer gemeinsam, manchmal sind nur bestimmte Gruppen betroffen. Im Gegensatz zum religiösen Fasten steht beim sogenannten Heilfasten der gesundheitliche Aspekt im Vordergrund. Um diese Form des Fastens geht es in diesem Beitrag. Wenn Sie fasten möchten, verspüren Sie vielleicht den Wunsch, sich innerlich zu reinigen, zu entschlacken oder auch Müdigkeit zu vertreiben und wieder fit zu werden.

Prinzipiell gibt es verschiedene Fastenkuren, aus denen Sie auswählen können. Gemeinsam ist diesen Fastenkuren, dass Sie nur sehr wenig beziehungsweise gar keine Kalorien während der Kur zu sich nehmen. Aus diesem Grund ist eine Fastenkur freilich nie als Dauerzustand anzusehen.

Die meisten Menschen fasten während eines Zeitraums zwischen einer und drei Wochen und kehren dann zu ihrer bisherigen Ernährung zurück. Da Sie beim Fasten zu wenig Kalorien zu sich nehmen, mit denen der Körper seine Funktionen aufrechterhalten kann, kommt es zu einer Umstellung im Stoffwechsel. Nun baut der Organismus nicht mehr Eiweiß und Fett aus der Nahrung ab, um daraus Energie zu gewinnen, sondern bedient sich an Ihrem Körper. Der positive Nebeneffekt, Gewicht zu verlieren, resultiert daraus, dass nun Ihre Fettreserven abgebaut werden. Aber auch Muskeln werden abgebaut, damit der Körper über ausreichend Eiweiß verfügen kann.

Wer über einen längeren Zeitraum fastet, riskiert eine Übersäuerung des Körpers. Bemerken Sie diese nicht rechtzeitig, kann es zu gesundheitlichen Problemen kommen. Übelkeit, Erbrechen und Fieber sind bereits gravierende Symptome, bei weiterem Fortschreiten der Übersäuerung treten unter Umständen sogar Herzrhythmusstörungen und andere schwerwiegende gesundheitliche Störungen auf.

Eine ausführliche Besprechung der Ursachen, Folgen und Therapie der Übersäuerung liefert mein Ratgeber *„Gesund und ausgeglichen durch die Säure-Basen-Balance"*. Fasten Sie länger als zehn Tage, ist es auf jeden Fall empfehlenswert, die Kur von einem Arzt begleiten zu lassen. Er überprüft Ihre Blutwerte und Ihren gesundheitlichen Zustand in regelmäßigen Abständen und weiß, wann es besser ist, die Fastenkur zu beenden.

Bei vielen Fastenkuren fangen Sie jedoch nicht von heute auf morgen an, nichts mehr zu essen, sondern bereiten Ihren Körper langsam auf die Hungerkur vor. Im Allgemeinen geschieht dies durch ein bis zwei Vorbereitungstage, an denen Sie Ihren Nahrungskonsum bereits einschränken. Das heißt, Sie verzichten bereits auf Süßes und trinken keinen Alkohol. Außerdem sollten Sie während dieser Tage darauf achten, weniger Fett und mehr Ballaststoffe aufzunehmen. Im Allgemeinen findet vor Antritt der Fastenkur außerdem eine komplette Darmentleerung statt. Relativ einfach ist es, eine Darmentleerung mittels Glaubersalz durchzuführen.

Nehmen Sie das Salz (in der Apotheke erhältlich) nach Vorschrift ein und schon bald verschwinden Sie auf der Toilette, um Ihren Darm zu entleeren. Verlegen Sie diese Aktion aber sicherheitshalber aufs Wochenende oder auf einen freien Tag, da es durchaus sein kann, dass Sie mehr Zeit als gewöhnlich auf der Toilette verbringen. Die zweite Möglichkeit zur Darmentleerung liegt darin, einen Einlauf durchzuführen. In der Apotheke bekommen Sie die notwendige Ausrüstung dafür. Sie können sich den Schlauch des sogenannten Irrigators selbst rektal einführen oder bitten einen Vertrauten darum. Sitzt der Schlauch, bringen Sie darüber Flüssigkeit in den Darm, wodurch der Darm angeregt wird, sich zu entleeren.

Bezüglich der anschließend folgenden Fastenkur haben Sie zahlreiche Möglichkeiten:

- Saftfasten: Hier trinken Sie lediglich hochwertige Obst- und Gemüsesäfte.

- Ebenfalls bekannt ist das Molkefasten. Hier trinken Sie neben Molke außerdem Obst- und Gemüsesaft sowie Wasser.

- Früchtefasten: Beim Früchtefasten essen Sie neben Früchten außerdem Gemüse, Nüsse und Kräuter.

- Zu den Fastenkuren mit einer langen Tradition zählt das Buchinger-Heilfasten. Bei dieser Methode bekommen Sie Gemüsebrühe, Säfte und Honig. Ergänzt wird das Buchinger-Heilfasten durch verschiedene körperliche Behandlungen, die Sie auch alleine zuhause durchführen können.

- Bekannt ist außerdem die Mayr-Kur (Franz-Xaver-Mayr-Kur oder F.-X.-Mayr-Kur). Milch und altbackene Brötchen sind bei dieser Fastenkur erlaubt, wobei die Brötchen sehr langsam gekaut und eingespeichelt werden. Auch bei dieser Kur gibt es begleitende Behandlungen.

- Nur wenn Sie gesund sind, sollten Sie sich an die extremste Form des Fastens heranwagen. Hier trinken Sie lediglich ungesüßte Tees und Wasser, was für Ihren Organismus eine starke Belastung darstellt.

Pro und Contra vom Fasten

Allen Fastenkuren ist gemeinsam, dass Sie über den Tag verteilt mehrere Liter – meist Wasser oder ungesüßten Tee - trinken müssen. Können Sie dies nicht einhalten, ist eine Fastenkur nicht die richtige Wahl für Sie. Denn nehmen Sie zu wenig Flüssigkeit zu sich, drohen relativ schnell Kreislaufprobleme und Mangelerscheinungen. Richtig durchgeführt und eventuell unter Anleitung eines Arztes, eines Heilpraktikers oder in einer Kurklinik, hat eine Fastenkur aber gute Auswirkungen auf Ihre Gesundheit. Besonders, wenn Sie unter einer der folgenden Krankheiten leiden, kann Fasten für Sie eine lohnende Auszeit vom Essen darstellen.

- Adipositas
- Erhöhte Blutfettwerte
- Bluthochdruck
- Hautkrankheiten
- Verdauungsstörungen

Während einer akuten Krankheit sollten Sie jedoch aufs Fasten verzichten. Ihr Körper benötigt in diesem Fall ausreichend Energie, um wieder gesund zu werden. Leiden Sie unter einer chronischen Krankheit, sprechen Sie bitte mit Ihrem Arzt, ob Fasten für Sie in Frage kommt. Das ist vor allem wichtig, wenn Sie Medikamente einnehmen, da unter Umständen eine Anpassung der Dosierung notwendig ist.

Kinder, Heranwachsende, Schwangere und stillende Frauen sowie Personen, die unter einer Essstörung oder einer psychischen Krankheit leiden sowie Untergewichtige sollten nicht fasten.

Fazit

Fasten ist eine gute Methode, um sich auf sich und seinen Körper zu besinnen und seine Ernährungsgewohnheiten unter die Lupe zu nehmen. Im Anschluss an eine Fastenkur werden Sie die ersten Mahlzeiten bewusst und in einem neuen Licht wahrnehmen.

Für eine reine Gewichtsreduktion ist Fasten nicht die optimale Methode.

Intermittierendes Fasten

Intermittierendes Fasten ist keine klassische Fastenkur, wie Sie diese im vorherigen Kapitel kennengelernt haben. Vielmehr handelt es sich hierbei um eine Methode, bei der Sie in einem bestimmten Rhythmus essen und hungern. Das intermittierende Fasten ist beliebt, weil Sie sich dadurch nicht zu stark in Ihrer Ernährung einschränken müssen (zumindest phasenweise), aber trotzdem die positiven Effekte des Fastens erfahren.

So funktioniert intermittierendes Fasten

Gemeinsamkeit mit dem üblichen Fasten ist, dass während der Fastenphasen nur Flüssigkeit aufgenommen wird – und zwar ungesüßter Tee, Kaffee oder Wasser. Da die Phasen des Fastens hier relativ kurz sind, werden Schwächeanfälle meist vermieden. Zwischen den Fastenzeiten liegen Abschnitte, in denen Sie sich normal und ausgewogen ernähren. Hier sollten Sie darauf achten, dass Sie nicht wahllos und ungezügelt essen, sondern dass Sie auf eine gesunde Ernährung achten. Nicht zu viel Zucker, kaum Süßigkeiten, wenig Alkohol, viel frisches Obst und Gemüse sowie Vollkornprodukte sind ideal, um das intermittierende Fasten zu begleiten.

Ein Vorteil ist, dass Sie nicht ganz so streng sein müssen wie bei einer herkömmlichen Diät, da sich kleine Fehltritte durch die Fastenphasen ausgleichen lassen.

Wie streng Sie diese Methode betreiben, hängt von Ihrem persönlichen Ziel ab: Wollen Sie lediglich Ihr Gewicht halten oder wollen Sie abnehmen?

Es gibt beim intermittierenden Fasten keine strengen Vorschriften. Jedoch gibt es einige Varianten des intermittierenden Fastens, die sich bewährt haben:

- Wollen Sie sich und Ihrem Verdauungstrakt ab und zu eine kleine Auszeit gönnen, legen Sie einfach zwischendurch an einem Tag pro Woche einen Fastentag ein. Hilfreich ist es, einen festen Wochentag dafür einzuplanen, um einen geregelten Rhythmus beizubehalten.

- Eine bekannte Variante ist der 36:12-Stunden-Rhythmus. Sie können diese Form mit einem Tag anfangen, an dem Sie von morgens 8 Uhr bis abends um 20 Uhr normal essen. Danach fasten Sie einen Tag lang: das heißt in der Nacht, am folgenden Tag und während der Nacht darauf dürfen Sie keine festen Nahrungsmittel zu sich nehmen. Am folgenden Tag können Sie wieder ab 8 Uhr morgens bis 20 Uhr abends essen.

- Beim 16:8-Stunden-Rhythmus essen Sie innerhalb von einem 24-Stunden-Zeitfenster nur während acht Stunden. Diesen Rhythmus können Sie sehr gut auf Ihre persönlichen Essgewohnheiten abstimmen. Brauchen Sie morgens einen gut gefüllten Frühstücksteller, um in den Tag zu starten und essen abends eher wenig? Dann essen Sie zwischen 8 und 16 Uhr und fasten den restlichen Tag. Wenn Sie hingegen aufs Frühstück verzichten können und später am Tag mehr Nahrung benötigen, dann sollten Sie zwischen 12 und 20 Uhr essen. Achten Sie aber darauf, nicht allzu spät in den Abend auszuweichen.

Pro und Contra – Intermittierendes Fasten

Warum lohnt es sich, auf diese Weise zu ernähren?

In Studien (http://www.aerzteblatt.de/nachrichten/63206/) hat sich herausgestellt, dass es gesünder ist und die Wahrscheinlichkeit für ein längeres Leben steigt, wenn Sie sich nicht immer satt essen, sondern stets unter einem leichten Hungergefühl leiden. Dies ist beim intermittierenden Fasten aufgrund der langen Fastenphasen der Fall. Bei den Varianten 36:12 und 16:8 brauchen Sie allerdings viel Disziplin, um die Fastenphasen durchzuhalten. Haben Sie sich aber daran gewöhnt, lässt sich die Diät gut in den Alltag integrieren.

Fazit

Vor allem wenn Sie bereits bei vielen Diäten gescheitert sind, weil Sie auf bestimmte Lebensmittel nicht verzichten wollen, ist diese Form der Diät gut für Sie geeignet. Dadurch, dass Sie nur wenig an Ihren Mahlzeiten ändern müssen, ist diese Diät außerdem gut in den Alltag integrierbar. Für Sportler kann es schwer sein, an Fastentagen Sport zu treiben, so dass hier eventuell eine zeitliche Anpassung ratsam ist.

Apfelessig-Diät

Die Apfelessig-Diät hat eine lange Tradition und taucht in regelmäßigen Abständen immer wieder in verschiedenen Frauenzeitschriften auf.

So funktioniert die Apfelessig-Diät

Das Prinzip dieser Diät ist einfach: Sie nehmen ungefähr 1200 Kalorien pro Tag zu sich, verteilen diese auf drei Hauptmahlzeiten und zwei Snacks. Der Name Apfelessig-Diät kommt daher, weil Sie vor jeder Mahlzeit Apfelessig zu sich nehmen - allerdings nicht pur. In ein mit Wasser gefülltes Glas geben Sie zwei Esslöffel Essig und rühren dann um. Ist Ihnen der Geschmack zu streng, geben Sie noch einen Löffel Honig hinzu, wodurch der saure Geschmack gemildert wird. Je nachdem, nach welcher Anleitung Sie sich richten, stehen außerdem Sport und Entspannungsübungen auf dem Plan.

Pro und Contra der Apfelessig-Diät

Vorsichtig sollten Sie generell mit der Apfelessig-Diät sein, wenn Sie einen empfindlichen Magen haben, schon ein Magengeschwür hatten oder unter Sodbrennen leiden. Sind Sie dagegen gesund, ist die vorgeschriebene Menge Apfelessig nicht schädlich, sondern regt Ihre Verdauung an.

Fazit

Eine Apfelessigdiät ist sinnvoll, wenn diese begleitend mit einer Kalorienreduktion/gesunden Ernährung durchgeführt wird – als alleinige Maßnahme Apfelessig zu sich zu nehmen, ist allerdings nicht sinnvoll. Apfelessig wirkt jedoch in Kombination mit einer gesunden Ernährung entschlackend, darmreinigend und auch etwas appetithemmend.

Wenn Sie die Apfelessig-Diät durchhalten, ist die Wahrscheinlichkeit groß, dass Sie abnehmen. Das liegt allerdings an der geringen Kalorienzahl, die Sie aufnehmen. Dass der Apfelessig dafür verantwortlich ist, lässt sich nicht beweisen und ist auch nicht plausibel. Daher brauchen Sie auch keine Kapseln kaufen, bei denen Apfelessig Bestandteil ist und der Ihre Fettverbrennung unterstützen soll.

Nulldiät

Die sogenannte Null-Diät gehört nicht zu den Fastenkuren. Denn während es beim Fasten vorrangig darum geht, einen gesundheitlichen Gewinn zu erzielen, steht bei der Nulldiät eindeutig ein möglichst hoher Gewichtsverlust innerhalb von kurzer Zeit im Vordergrund.

So funktioniert die Nulldiät

Die Null bezieht sich dabei auf die Anzahl der Kalorien, die Sie täglich zu sich nehmen. So dürfen Sie während dieser Zeit nur Wasser und Kräutertee trinken. Führen Sie die Nulldiät über mehrere Wochen durch, ist es eventuell notwendig, Nahrungsergänzungsmittel zu sich zu nehmen, um einen Mangel an Vitaminen, Mineralstoffen und Spurenelementen auszugleichen.

Pro und Contra der Nulldiät

Tatsächlich verlieren Sie bei der Nulldiät schnell einige Kilogramm. Allerdings ist dies keine gesunde Art, Gewicht zu verlieren. Da dem Körper jegliche Art von Nahrung vorenthalten wird, baut er nicht nur Fett ab, sondern auch Muskeln. Außerdem sollten Sie darauf achten, einem Nährstoffmangel vorzubeugen.

Weiterhin wird bei der Nulldiät der Grundumsatz stark heruntergefahren, so dass nach einer längeren Diätphase der gefürchtete Jojo-Effekt nahezu unausweichlich ist. Zumal die Gefahr groß ist, dass Sie während der Nulldiät einen ordentlichen Heißhunger entwickeln und dann das Ende der Diät mit einer ordentlichen Schlemmerei feiern. Bei dieser Diät können zudem Schwäche, Schwindel, Müdigkeit, Krämpfe und Konzentrationsstörungen auftreten.

Fazit

Aufgrund der überwiegenden Nachteile sollten Sie von der Nulldiät zur Gewichtsabnahme Abstand nehmen. Denn die Nulldiät ist keine Ernährungsform, die Sie langfristig durchhalten können, ohne körperliche Schäden davonzutragen. Hinzu kommt, dass Sie durch diese Diät keinerlei Verbesserung an Ihrem Essverhalten erreichen. Sie fallen quasi von einem Extrem ins andere.

Appetitzügler

Vielleicht haben Sie schon lange keine Lust mehr, eine Diät nach der anderen auszuprobieren, Hunger zu leiden und sich leckere Lebensmittel verkneifen zu müssen. Es scheint verlockend zu sein, dann einfach nach ein paar Pillen zu greifen, die den Appetit hemmen. Sie haben schlichtweg weniger Hunger, quälen sich nicht und genießen Ihr Leben. Aber ist es wirklich so einfach? Natürlich nicht. Denn Appetitzügler sind nicht ungefährlich. Während es noch vor wenigen Jahren nur die Möglichkeit gab, sich diese Arzneimittel über den Arzt verschreiben zu lassen, ist es heutzutage durch das Internet einfacher geworden, Appetitzügler über Apotheken im Ausland rezeptfrei zu erwerben oder über andere (zweifelhafte) Wege zu erwerben. Vor allem bei dubiosen Quellen aus dem Internet ist die Wahrscheinlichkeit gegeben, dass die Deklaration der Inhaltsstoffe nicht vollständig ist. Eventuell befinden sich in den Tabletten auch andere Wirkstoffe, als Sie sich erhoffen oder diese Wirkstoffe sind in der Dosierung wesentlich höher als vermutet. Schnell kann es dann zu Vergiftungen mit mitunter tödlichem Ausgang kommen.

So funktionieren Appetitzügler

Haben Sie einen Body-Mass-Index (BMI) von über 30, ist es möglich, dass Ihr Hausarzt Ihnen Appetitzügler verschreibt. Der Appetit verschwindet dann auch tatsächlich, weil die Wirkstoffe der Appetitzügler direkt auf Ihr Gehirn wirken und die Information *„Ich habe Hunger"* nicht mehr in der gewohnten Stärke in Ihrem Kopf stattfindet. Bei einigen Präparaten besteht gleichzeitig eine aufputschende Wirkung. Bei den Appetitzüglern handelt es sich üblicherweise um sogenannte indirekt wirkende Sympathomimetika. Zu dieser Wirkstoffgruppe gehören etwa die Appetitzügler Cathin, Phenylpropanolamin und Amfepramon. Diesen Wirkstoffen ist gemeinsam, dass es über eine erhöhte Freisetzung von Noradrenalin zu einer appetithemmenden Wirkung kommt.

Pro und Contra von Appetitzüglern

Seien Sie sich bewusst, dass es sich bei den typischen Appetithemmern um stark wirksame Medikamente handelt, die Sie nicht leichtfertig einnehmen sollten. Neben dem erwünschten Effekt der Gewichtsabnahme treten nicht selten teils gravierende unerwünschte Nebenwirkungen auf. So treten bei Einnahme der indirekt wirkenden Sympathomimetika sehr häufig Psychosen, Depressionen, Nervosität, Unruhe, Schlafstörungen, psychische Abhängigkeit und Schwindel auf.

Seltener kommt es zu kardiovaskulären oder zerebrovaskulären Zwischenfällen – Schlaganfall, Herzinfarkt und Angina Pectoris können das Resultat dieser kardiovaskulären oder zerebrovaskulären Nebenwirkungen sein. Weitere schwere Nebenwirkungen können eine Herzmuskelschwäche bis hin zum Herzstillstand sein, ferner erhöht sich das Risiko für Bluthochdruck, selbst tödliche Verläufe von pulmonaler arterieller Hypertonie wurden verzeichnet. Aus diesem Grund dürfen sympathomimetisch wirkende Appetitzügler bei pulmonaler Hypertonie auch nicht eingenommen werden.

Weitere Kontraindikationen (Gegenanzeigen) sind aus vorgenannten Gründen kardiovaskuläre oder zerebrovaskuläre Erkrankungen, ferner muss bei Vorliegen eines Engwinkelglaukoms und bei Schilddrüsenüberfunktion von der Einnahme von sympathomimetisch wirkenden Appetitzüglern abgesehen werden. Nach einigen Wochen hat sich der Körper außerdem an den Effekt des Appetitzüglers gewöhnt und Sie müssen die Dosis erhöhen, um wieder eine Wirkung zu verspüren. Dadurch können Sie in eine Abhängigkeit geraten, die nicht auf die leichte Schulter zu nehmen ist. Aus diesem Grund sollten Appetitzügler – wenn überhaupt – nur vier bis sechs Wochen, maximal aber drei Monate eingenommen werden.

Fazit:

Da die Gewichtsreduktion nach Absetzen der Appetitzügler meist nur von kurzer Dauer ist, sollte von der Einnahme von Appetitzüglern generell abgeraten werden. Da diese das Essverhalten nicht ändern und zudem teils gravierende Nebenwirkungen haben, sind Appetitzügler auf chemischer Basis niemals die richtige Wahl.

Natürliche Appetithemmer

Es gibt allerdings einige natürliche Mittel, die ebenfalls eine appetithemmende Wirkung haben. Anstatt auf chemische Appetitzügler auszuweichen, welche möglicherweise Ihre Gesundheit gefährden, sollten Sie lieber auf natürliche Appetithemmer setzen. Im nachfolgenden Kapitel *„Ballaststoffe"* werden Sie Weizenkleie, Leinsamen und andere Samen kennenlernen, mit denen Sie ein lang anhaltendes Sättigungsgefühl erreichen. Denken Sie aber daran, sich auch hier an die Vorgaben der Packungsbeilage zu halten und immer ausreichend zu trinken, um evtl. Verstopfung zu vermeiden. Zusätzlich können Sie noch zu anderen Tricks greifen, um den Appetit im Zaum zu halten. Pfefferminze gehört beispielsweise zu den Kräutern, die eine appetitstillende Wirkung besitzen. Bereiten Sie sich also zwischendurch immer wieder eine große Tasse Pfefferminztee zu oder lutschen Sie ein zuckerfreies Pfefferminzbonbon. Außerdem können Sie Pfefferminzbalsam auf Ihre Lippen streichen oder zwischendurch Pfefferminzöl einatmen. Gewöhnen sollten Sie sich außerdem daran, nach dem Abendessen stets die Zähne zu putzen. Zum einen sinkt dadurch der Appetit auf ein kleines (aber gemeines) Betthupferl, zum anderen können Sie damit ein hilfreiches Ritual schaffen.

Denn putzen Sie abends mehrere Wochen lang direkt nach dem Essen die Zähne und bleiben konsequent dabei, lernt Ihr Körper daraus. So bedeutet das Zähneputzen am Abend für Ihren Körper irgendwann, dass die Nahrungsaufnahme des Tages abgeschlossen ist. Der Appetit bleibt dann aus.

Mögen Sie Ingwer? In Bioläden, Apotheken, den meisten Supermärkten und in vielen Discountern gibt es heutzutage frische Ingwerknollen zu kaufen. Greifen Sie beim nächsten Einkauf zu und nehmen eine Ingwerknolle mit. Schneiden Sie anschließend von der Knolle etwa einen Zentimeter ab, schälen Sie das Stück und schneiden es in dünne Scheiben oder Würfel. Geben Sie den Ingwer in einen Becher und übergießen ihn mit kochendem Wasser. Nach ein paar Minuten können Sie den frischen Ingwertee trinken. Probieren Sie es aus, wenn der Appetit sich beim nächsten Mal meldet und beobachten Sie, wie es nach der Tasse Ingwertee aussieht: Sie werden merken, der Appetit ist verschwunden. Genau wie Ingwer verfügt auch Chili über eine gewisse Schärfe. Bei Chili ist diese Wirkung allerdings wesentlich stärker ausgeprägt als beim Ingwer. Aus diesem Grund ist auch die appetithemmende Wirkung von Chili stärker.

Sie können die appetithemmende Wirkung von Chili nutzen, indem Sie bestimmte Mahlzeiten mit Chili würzen. Um von möglichst vielen Inhaltsstoffen der Chilischoten zu profitieren, sollten Sie vorzugsweise frische Schoten verwenden. Seien Sie allerdings beim Schneiden vorsichtig. Denn reiben Sie sich etwa die Augen, nachdem Sie Chili geschnitten haben, ohne sich vorher gründlich die Hände gewaschen zu haben, riskieren Sie brennende Augen. Um diese Gefahr auszuschließen, sollten Sie vorzugsweise Einmalhandschuhe beim Schneiden von Chilischoten tragen.

Fazit

Chemische Appetitzügler – v. a. auch solche, die Sie über dubiose Quellen im Internet beziehen können - sollten Sie Ihrer Gesundheit zuliebe auf keinen Fall einnehmen.

Sinnvoller ist es dagegen, Ballaststoffe in Ihre Nahrung zu integrieren, diese wirken nicht nur als natürliche Appetithemmer, sondern sorgen zudem für eine gesunde Verdauung.

Um akute Heißhungerattacken einzudämmen, ist es ratsam, Pfefferminze, Ingwer oder Chili als natürliche Appetitzügler zu verwenden.

Ballaststoffe

Bei der Einnahme von Ballaststoffen handelt es nicht um eine echte Diät, sondern um eine sinnvolle Maßnahme zur Unterstützung beim Abnehmen. Ballaststoffe kommen in Gemüse, Obst und Getreide vor und erfüllen dort u. a. die Aufgabe, die Zellen zu stützen. Da die Kalorienmenge von Ballaststoffen gering ist, können Sie sich die Ballaststoffe beim Abnehmen zu Nutzen machen.

So wirken Ballaststoffe

Ballaststoffe haben gleich mehrere positive Effekte auf Ihren Körper. Zum einen kauen Sie Lebensmittel mit einem hohen Gehalt an Ballaststoffen gründlicher und länger. Dem Organismus fällt die Verdauung daher leichter. Da der Magen außerdem schnell und ausreichend mit Ballaststoffen gefüllt wird, sind Sie schneller und länger satt. Außerdem haben Ballaststoffe verschiedene weitere positive Wirkungen: Der Blutzuckerspiegel steigt nach Aufnahme von Kohlenhydraten nicht so schnell an, der Cholesterinspiegel lässt sich positiv beeinflussen und die Verdauung wird angeregt. Da Ballaststoffe außerdem in der Lage sind, Schadstoffe zu binden, entfalten sie eine reinigende und entgiftende Wirkung im Darm.

Bei Ballaststoffen unterscheidet man zwei Gruppen:

- Wasserlösliche Ballaststoffe: Zu diesen gehören bspw. Inulin, Chiasamen, resistente Stärke, Pektin, Guar und Agar-Agar. Die wasserlöslichen Ballaststoffe haben die Fähigkeit, viel Wasser zu binden, wodurch sie aufquellen. Die löslichen Ballaststoffe werden von Bakterien, die im Dickdarm leben, abgebaut. Beim Abbau entstehen Fettsäuren (Buttersäure) und Gase – was erklärt, warum Sie unter Umständen vermehrt unter Blähungen leiden, wenn Sie Ihre Ernährung entsprechend umstellen. Buttersäure ist für die Darmschleimhaut deshalb wichtig, weil sie als Barriere gegen Giftstoffe und Krankheitserreger wirkt. Durch die Verdauung der Ballaststoffe wird Ihr Stuhl weiterhin weicher und es ist kein (oder kaum) Pressen mehr auf der Toilette nötig.
- Wasserunlösliche Ballaststoffe (z. B. Cellulose) können deutlich weniger Wasser binden als wasserlösliche Ballaststoffe. Erreichen diese den Dickdarm, können Bakterien diese Ballaststoffe kaum abbauen. Dadurch steigt das Volumen Ihres Stuhls, was wiederum bewirkt, dass ein stärkerer Reiz auf die Darmwand ausgeübt wird. An der Darmwand befinden sich Muskeln, die nun stärker als bisher durch Kontraktionen den Stuhl nach außen Richtung Enddarm transportieren.

Die beste Möglichkeit, Ballaststoffe in ausreichender Menge zu sich zu nehmen, ist eine ausgewogene Ernährung. Essen Sie also jeden Tag frisches Obst und Gemüse sowie Vollkornprodukte. Mit einer solchen Ernährung sind Sie länger satt, nehmen überdies ausreichend Vitamine und Mineralstoffe zu sich und sorgen für eine gute Verdauung. Achten Sie darauf, dass Sie jeden Tag zwischen 25 und 30 Gramm Ballaststoffe zu sich nehmen. Unlösliche Ballaststoffe finden Sie vor allem in Vollkornbrot, Weizenkleie, Vollkornreis, Kohl sowie der Schale des Apfels. Lösliche Ballaststoffe sind dagegen in Haferkleie, Leinsamen, Chiasamen sowie in vielen Obst- und Gemüsesorten enthalten.

Pro und Contra von Ballaststoffen

Vielen Menschen fällt es in der heutigen Zeit nicht leicht, sich ausgewogen zu ernähren. Unschöne Folgen einer ungesunden Ernährung sind bspw. Übergewicht, eine schlechte Verdauung und hohe Blutfettwerte. Ballaststoffe sind wichtig und notwendig, um verschiedene positive Wirkungen für Ihre Gesundheit zu erzielen. Erhältlich sind diese in Apotheken, Bioläden, Reformhäusern, Drogerien und Supermärkten. Weizenkleie zählt beispielsweise zu den unlöslichen Ballaststoffen und sorgt aufgrund des erhöhten Stuhlvolumens dafür, dass Ihre Verdauung besser funktioniert. Sie können ein bis zwei Esslöffel davon zu Müsli geben oder in einen Shake einrühren.

Da Weizenkleie länger im Magen verbleibt als andere Nahrungsmittel, sind Sie zudem länger satt. Zu den löslichen Ballaststoffen zählen Leinsamen, Flohsamen oder Flohsamenschalen sowie Chiasamen. Diese Samen haben ein hohes Quellvermögen und bilden mit Wasser einen Schleim, der den Weg durch Ihren Darm erleichtert. Äußerst wichtig bei der Aufnahme von Ballaststoffen ist es, dass Sie immer ausreichend dazu trinken. Halten Sie sich auf jeden Fall an die Vorgaben auf der Verpackung. Trinken Sie dagegen zu wenig, kann es zu gefährlichen Komplikationen kommen.

So können bei Aufnahme von zu wenig Flüssigkeit die Ballaststoffe die erforderliche Flüssigkeit, die sie zum Quellen brauchen, aus dem Stuhl ziehen. Dadurch wird dieser hart und es kommt zu Verstopfung. Je nachdem, wie lange und in welchen Mengen Sie Ballaststoffe zu sich nehmen, kann die Verstopfung derart ausgeprägt sein, dass der Darm regelrecht „*dicht macht*". Die Rede ist dann von einem Darmverschluss, bei dem lebensbedrohliche Komplikationen auftreten können.

Fazit

Ballaststoffe in der Ernährung sind notwendig, damit Ihre Verdauung funktioniert. Um Ihr Sättigungsgefühl zu verstärken und dadurch leichter abzunehmen, können Sie noch zusätzlich isolierte Ballaststoffe einnehmen. Anmerkung: Da Leinsamenöl äußerst gesund ist, sollten Sie darauf achten, möglichst ungeschroteten Leinsamen zu kaufen. Schroten Sie den Samen erst kurz vor der Verwendung – so sorgen Sie dafür, dass der Samen immer im frischen Zustand zur Verwendung kommt. Bereits geschroteter Leinsamen hingegen hat den Nachteil, dass das enthaltene Öl schnell ranzig wird und die Inhaltsstoffe dadurch wertlos und sogar schädlich sind.

Mittelmeer-Diät

Die Mittelmeer-Diät ist eigentlich keine Diät. Vielmehr handelt es sich um eine Ernährungsform, die in den typischen Mittelmeerländern wie Italien, Spanien und Frankreich beliebt ist: Auf dem Speiseplan stehen viel Gemüse und Obst sowie Fisch, mageres Fleisch, weiter Knoblauch und Olivenöl. Ob diese Ernährung im Vergleich zur typischen Ernährung der europäischen Binnenländer mit Weißmehlprodukten, Süßigkeiten, Bratkartoffeln sowie fettem Fleisch und Wurst allerdings tatsächlich einen Vorteil hat, haben Forscher in einer groß angelegten Vergleichsstudie untersucht.

So funktioniert die Mittelmeer-Diät

Im Rahmen einer Studie wurden 15500 Personen befragt, die unter einer Erkrankung des Herzens litten. Die Forscher konnten sich ein umfassendes Bild machen, da die Teilnehmer der Studie auf 39 Länder verteilt waren und dadurch die verschiedensten Ernährungsweisen überprüft wurden. Die Forscher wollten in Erfahrung bringen, wie die Ernährung in den einzelnen Ländern aussah. Zur Auswertung wurde ein bestimmter Zeitraum herangezogen, in dem die Teilnehmer ihre übliche Ernährungsweise beibehielten.

Was gab es zum Frühstück, was zum Mittagessen und was abends? Was haben die Befragten zwischendurch gegessen? Womit stillten sie ihren Durst? All dies wollten die Forscher genau wissen. Hierbei beobachteten die Forscher die Teilnehmer sowie deren Ernährungsgewohnheiten über einen Zeitraum von mehreren Jahren. Im Anschluss daran untersuchten sie, wie sich der gesundheitliche Zustand der Probanden darstellte. Die Experten kamen zu dem Schluss, dass es nicht zwingend notwendig ist, auf ungesunde Nahrungsmittel wie Weißbrot oder Süßigkeiten komplett zu verzichten. Vielmehr sei es wichtiger, mehr gesunde Nahrungsmittel in den Alltag zu integrieren. Fazit war weiter, dass nicht nur Ihr Herz und die Blutgefäße von der Mittelmeerdiät profitieren, sondern auch, dass Sie zudem Gewicht verlieren. Denn viel Käse, fettes Fleisch oder Wurst – Nahrungsmittel, die hierzulande sehr beliebt sind - stehen bei dieser Ernährung eher selten auf dem Speiseplan. Auch Süßigkeiten oder Chips gehören nicht zu den Bestandteilen der typischen mediterranen Ernährung.

Fazit

Halten Sie sich an die üblichen Ernährungsgewohnheiten der Mittelmeerdiät, ist diese eine ausgewogene und gesunde Ernährungsform mit vielen frischen Zutaten, zusätzlich ist diese Ernährungsweise geeignet, um Gewicht abzubauen.

Allerdings ist es ratsam, dass Sie sich mit der Zusammensetzung der Lebensmittel auseinandersetzen, um Fettfallen zu erkennen und zu vermeiden. Eine Käseplatte mit Weißbrot und einer Flasche Rotwein am Abend mag zwar mediterran anmuten, führt aber gleichzeitig dazu, dass Sie viel Fett zu sich nehmen. Das gleiche gilt für Pizza, Lasagne, Aufläufe, Pasta mit Sahnesoße und Co. – typische Mittelmeer-Gerichte, aber in keiner Form diätkompatibel. Auch ist Olivenöl zwar gesund, nichtsdestotrotz sollte es sparsam verwendet werden.

Was das Frühstück betrifft, sollte hier nicht unbedingt die typische sparsame mediterrane Variante mit Baguette, Croissant, Kuchen, Konfitüre und Butter übernommen werden. Das charakteristische mediterrane Frühstück ist nicht nur nicht besonders gesund – zudem sorgt es auch für keinen lang anhaltenden Sättigungseffekt, der gerade am Morgen wichtig ist. Deshalb sollten Sie morgens lieber zu frischem Obstsalat, Joghurt, Eiern, Müsli und Ähnlichem greifen. Wenn Sie darauf achten, eine fettarme Zusammenstellung der Nahrung zu gewährleisten, sind die mediterranen Gerichte lecker und abwechslungsreich. Sie müssen dann nicht einmal Kalorien zählen.

http://eurheartj.oxfordjournals.org/content/early/2016/04/20/
eurheartj.ehw125

Rohkost

Um mit der Rohkost-Diät erfolgreich zu sein, ist es notwendig, dass Sie gerne frisches Obst und Gemüse essen. Wissen Sie schon jetzt, dass sich Ihnen beim Gedanken an Rohkost die Nackenhaare aufstellen, überschlagen Sie dieses Kapitel ruhigen Gewissens.

So funktioniert Rohkost

Das Prinzip der Rohkost-Diät ist schnell erklärt: Sie essen nur rohes Gemüse und Obst sowie Nüsse und Samen. Im rohen und frischen Zustand ist die Menge der Vitalstoffe in Lebensmitteln besonders hoch – davon profitieren Sie bei dieser Ernährungsform. Ab 42 °C verändern sich dagegen u. a. auch die Proteine in den Nahrungsmitteln, so dass diese positiven Inhaltsstoffe an Intensität verlieren. Wenn Sie bereit sind, sich über einen längeren Zeitraum von Rohkost zu ernähren, ist die Überlegung sinnvoll, ob Sie sich einen Dörrapparat zulegen, der bei maximal 42 °C Nahrungsmittel trocknet. So können Sie für mehr Abwechslung auf dem Teller sorgen: Nicht nur getrocknetes Obst oder Gemüse lässt sich damit herstellen, sondern Sie können sogar Fleisch trocknen. Fleisch zu essen, wäre bei der Rohkosternährung - abgesehen von Carpaccio (rohes Rindfleisch) – ansonsten nicht möglich.

Getrocknetes Fleisch ist übrigens kein neuer Trend, sondern die Trocknung von Fleisch wurde bereits von den Indianern und Eskimos praktiziert, um Fleisch haltbar zu machen.

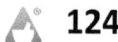 **124**

Vielleicht kennen Sie auch das sogenannte Beef Jerky aus Amerika, das mittlerweile in verschiedenen deutschen Supermärkten erhältlich ist und ein beliebter Snack ist. Da sich zum Trocknen nur fettarmes Fleisch eignet, ist dieses für eine Diät sehr gut geeignet. Milch und Milchprodukte gibt es dagegen bei einer klassischen Rohkost-Diät nicht, da Milch bei der Pasteurisierung auf bis zu 100 °C erhitzt wird. Kennen Sie einen vertrauenswürdigen Milchbauern in Ihrem Umfeld, wäre es möglich, Rohmilch zu trinken. Achten Sie aber darauf, dass es sich um einen zugelassenen und geprüften Erzeugerbetrieb handelt, um das Risiko einer Übertragung von Keimen möglichst gering zu halten.

Pro und Contra von Rohkost

Der große Vorteil einer Rohkost-Diät ist, dass Sie keine Kalorien zählen müssen. Da in Obst und Gemüse viele Ballaststoffe, aber kaum Fett und relativ wenige Kalorien enthalten sind, können Sie so viel essen, wie Sie möchten.

Eine Handvoll Nüsse am Tag versorgt Sie zusätzlich mit gesunden Fetten, so dass Sie bzgl. der Fette nicht in eine Unterversorgung geraten. Ein weiterer Pluspunkt der Rohkosternährung ist, dass hitzeempfindliche bzw. native Stoffe wie sekundäre Pflanzenstoffe, Vitamine, Enzyme und Aminosäuren unverändert und vollständig mit der Nahrung aufgenommen werden.

Zu rohem Gemüse sollte man immer eine kleine Menge Öl dazugeben, um die Aufnahme der fettlöslichen Vitamine zu gewährleisten. Ein kleiner Schuss Zitronensaft sorgt für frischen Geschmack und das zusätzliche Vitamin C erhöht die Aufnahme von im Gemüse oder Obst enthaltenem Eisen. Außerdem sollten Gemüse und Obst möglichst frisch gekauft und bald aufgebraucht werden. Wie bei anderen Diäten ist es auch bei der Rohkostdiät wichtig, dass Sie täglich ungefähr drei Liter Wasser trinken.

Allerdings gibt es ein paar Gemüsesorten, die Sie auf keinen Fall roh essen dürfen. Diese sind bei dieser Ernährungsform von Ihrem Speiseplan zu streichen, da sie im rohen Zustand unbekömmlich sind oder sogar Giftstoffe enthalten. Es handelt sich hierbei bspw. um grüne Bohnen, Kartoffeln, Auberginen und Rhabarber.

Sind Sie mit der Zusammensetzung von Obst, Gemüse, Nüssen und Samen noch nicht so gut vertraut, bietet es sich an, an einem Diätprogramm teilzunehmen, um immer ausreichend Nährstoffe zu sich zu nehmen.

Möchten Sie sich über einen längeren Zeitraum ausschließlich rohköstlich ernähren, ist es unerlässlich, dass Sie sich intensiver mit den diversen Nahrungsmitteln auseinandersetzen. Anhänger der Rohkostbewegung ernähren sich dauerhaft auf diese Weise und erfreuen sich im Allgemeinen bester Gesundheit. Neben einem fundierten Wissen über Nahrungsmittel ist es bei dieser Ernährungsform außerdem wichtig, dass Sie möglichst viele verschiedene Lebensmittel zu sich nehmen, welche von hoher Qualität sind. Ferner sollten Sie auf die Kombination der Nahrungsmittel achten. Gleichzeitig ist es hilfreich, auf seinen Instinkt zu achten und somit die individuellen Bedürfnisse des Körpers zu erkennen.

Fazit

Wenn Sie sich ausschließlich von Rohkost ernähren, nehmen Sie schnell ab. Allerdings halten die meisten Menschen diese Form der Ernährung nicht lange durch, weil sie ihnen zu eintönig erscheint. Möchten Sie generell gesünder leben und mehr frisches Obst und Gemüse zu sich nehmen, können Sie alternativ einen Rohkosttag pro Woche einlegen.

Clean Eating

Clean Eating ist der neueste Ernährungstrend aus den USA - und propagiert, unverarbeitete und möglichst unverfälschte Lebensmittel zu sich zu nehmen, bei gleichzeitigem Verzicht auf industriell hergestellte Nahrung. Es handelt sich also um keine Diät im eigentlichen Sinn, sondern um eine sinnvolle Ernährungsumstellung, die als Nebeneffekt aber gleichzeitig auch zur Gewichtsabnahme führt. Das Konzept von Clean Eating steht im Einklang mit der Natur und der Umwelt. Clean Eating bedeutet übersetzt *„sauber essen"*, was nicht mehr und nicht weniger bedeutet, als sich gesund zu ernähren und gleichzeitig seinen Körper mittels gesunder Ernährung zu *„säubern"*.

Grundsätzlich geht es darum, Nahrungsmittel in ihrer natürlichen Form und möglichst unverarbeitet zu sich zu nehmen, denn je modifizierter und veränderter ein Produkt ist, desto schlechter ist es für den Körper. Denn bei der Verarbeitung eines Nahrungsmittels werden wertvolle Nährstoffe zerstört, gleichzeitig aber häufig ungesunde Zusatzstoffe und zusätzliche Kalorien zugefügt.

Die Clean Eating-Methode beruht auf erstaunlich einfachen Prinzipien - zunächst gibt es keine ausgesprochenen Verbote, so gibt es kein Kohlenhydratverbot und keine Low Carb Regeln - es ist also auch eine Ernährungsweise, bei der auch Veganer und Vegetarier nicht zu kurz kommen.

Insgesamt geht man nicht mit wissenschaftlichen Erklärungen an die Ernährungsumstellung heran - sondern vielmehr mit einem Bewusstsein und einem Gefühl für natürliche Nahrung.

Das Weglassen bestimmter Nahrungsmittel soll nicht als Verbot oder Verzicht angesehen werden, sondern mit der Zeit soll ein Umdenken stattfinden und damit auch ein neues Geschmacksempfinden eingeleitet werden. Viele Clean Eating-Befürworter fordern eine komplett vegane Ernährung. Andere Anhänger erlauben auch den gelegentlichen Verzehr von Eiern und Fisch, während Milchprodukte weitgehend durch pflanzliche Alternativen (Sojamilch, Hafermilch, Dinkelmilch, Reismilch, Nussmilch aus Mandeln oder anderen Nussarten) ersetzt werden. Manche Clean Food-Vertreter genehmigen sich darüber hinaus ab und an weißes Fleisch (Geflügel) aus artgerechter Tierhaltung. Wer vegan lebt, sollte indessen auf die Zufuhr besonders proteinhaltiger Pflanzen achten. Dazu gehören Amaranth, Buchweizen, Hanfsamen und Quinoa.

Weiter sind Hülsenfrüchte sehr proteinhaltig, z. B. alle Arten von Bohnen, natürlich auch die Sojabohne, weiter Erbsen, Linsen, Erdnüsse und Süßlupinen. Auch Nüsse und Samen sowie Sprossen enthalten viel pflanzliches Protein.

Die Clean Food Nahrungsmittelpyramide

Die Basis der sogenannten Clean Food Nahrungs-mittelpyramide ist (stilles) Wasser, getrunken über den ganzen Tag verteilt. Denn alle Organe benötigen für ihre vielfältigen Aufgaben Wasser, der Stoffwechsel kann nur bei genügender Flüssigkeitszufuhr seinen zahlreichen Funktionen nachkommen. Trinken wir dagegen zu wenig, ist die Blutzirkulation beeinträchtigt, Kreislaufprobleme bis hin zur Verwirrtheit sind die Folgen.

Den zweiten Teil der Nahrungsmittelpyramide stellt mit ausgedehnter Basis die Gemüse- und Obstabteilung dar. Gemüse und Obst versorgen den Körper mit ausreichend Vitaminen, Mineralstoffen, Spurenelementen und den so wichtigen sekundären Pflanzeninhaltsstoffen - bei gleichzeitiger Zufuhr von Ballaststoffen und niedriger kalorischer Belastung. Ein Verzehr von 5-10 Portionen Gemüse und Obst pro Tag wird als ideal angesehen.

Die Pyramide verengt und verschmälert sich zusehends: Als nächste Stufe (Stufe 3) finden wir die Kohlenhydrate, die unseren Körper mit Energie versorgen und welche die am leichtesten verfügbare Energiequelle darstellen. Bevorzugt sollten Sie möglichst wenig verarbeitete Vollkorngetreide verzehren, da diese reich an Ballaststoffen sowie Mineral- und Nährstoffen sind. Außerdem sorgen Vollkornprodukte für ein lang anhaltendes Sättigungsgefühl. Auch alle Arten von Hülsenfrüchten stehen auf Stufe 3 der cleanen Ernährungspyramide, ebenso mageres Fleisch (oder Fleischersatzprodukte) und Fisch.

Der letzte Abschnitt der cleanen Pyramide ist den Milchprodukten (bzw. Milchersatzprodukten) und gesunden Fetten vorbehalten. Milchprodukte (bzw. Milchersatzprodukte) liefern unserem Körper an erster Stelle wertvolles Eiweiß, zudem sind sie auch fleißige Calciumspender und sorgen für ein starkes Knochengerüst. 3-6 Portionen an Milchprodukten sollten täglich auf Ihrem Speiseplan stehen. Ebenso werden Öle und Fette von unserem Körper aufgrund ihres hohen Gehalts an ungesättigten Fettsäuren benötigt, sie sollten jedoch wegen ihrer hohen Kaloriendichte nur sehr sparsam verwendet werden. Öle und Fette sorgen zudem für eine Aufnahme von fettlöslichen Vitaminen.

Pro und Contra von Clean Eating

Bei Beherzigung der Ernährungsprinzipien von Clean Eating werden Sie nicht nur Gewicht verlieren, sondern in erstaunlich kurzer Zeit leistungsfähiger und fitter werden, ein ganz neues Körpergefühl erleben und eine starke Einheit mit Ihrem Körper verspüren. Dass alles geschieht, wenn Sie nur instinktiv auf Ihren Körper und dessen Bedürfnisse hören, wenn Sie also gemäß der eigenen Natur leben. Clean Eating bezieht sich aber nicht ausschließlich auf die Ernährung - es beinhaltet nicht nur, bewusst zu essen, sondern auch bewusst zu leben und sich sinnvoll zu bewegen. Ziel ist ein glücklicheres und gesünderes Leben, mit mehr Lebensfreude, einem Plus an Energie und mentaler Stärke. Der Mensch kommt so wieder in Kontakt mit sich und seinem Körper, findet zu sich selbst, wird geerdet, sich selbst nicht mehr entfremdet. Gleichzeitig spielen bei dieser Ernährung ethische Aspekte eine wichtige Rolle, Naturschutz und Achtsamkeit gegenüber den Mitgeschöpfen haben einen hohen Stellenwert. So ist Clean Food auch eher eine ganzheitliche Ernährungslehre, bei der es neben bewusstem Essen auch um ein stärkeres Bewusstsein für die Belange der Mitmenschen, der Tiere, der Natur und der Umwelt geht.

Als nachteilig bei dieser Ernährungsform kann angesehen werden, dass man stets selbst kochen sollte – für viele Berufstägige ist die oft aufwendige Zubereitung der Speisen nicht immer realisierbar.

Beim Einkaufe sollten auch die Inhaltsstoffe der Nahrungsmittel genau studiert werden, vorzugsweise sollte im lokalen Bio- oder Hofladen eingekauft werden. Obst und Gemüse sollte am besten täglich gekauft werden.

Auch ein täglicher Einkauf, zudem evtl. in einem entfernt gelegenen Hofladen, und das genaue Studieren der Nahrungsmittel ist aus Zeitgründen nicht jedermann möglich. Auch für Leute, die viel unterwegs sind, ist es häufig problematisch, nach Clean Food-Grundsätzen zu leben.

Fazit

Clean Eating ist nicht nur eine Ernährungsform, sondern auch ein Lebenskonzept, von dessen Grundsätzen man überzeugt sein sollte und hinter denen man felsenfest stehen sollte. So fordert Clean Eating, aus ethischen Gründen weitgehend auf Fleisch zu verzichten und aus Rücksicht auf die Umwelt Produkte aus biologischem Anbau zu kaufen. Sind auch Sie von den Thesen des Tier- und Umweltschutzes überzeugt und bereit, Ihre Ernährung daran auszurichten? Denn Clean Eating sollte mehr sein als ein aktueller und kurzfristiger Lifestyle. Nur, wer von Clean Eating überzeugt ist, kann diese Ernährung auch langfristig umsetzen und in sein Leben integrieren. Alles, was jedoch halbherzig praktiziert wird oder lediglich, weil es gerade aktuell ist, ist von vorneherein zum Scheitern verurteilt. Natürlich müssen nicht alle Grundsätze des Clean Eating haargenau und Punkt für Punkt so umgesetzt werden, wie es von Clean Eating vorgegeben wird.

Fettbinder

Klingt es nicht zu verlockend? Sie nehmen vor dem Essen einfach ein paar Pillen ein und schon können Sie den fetten Schweinebraten mit Soße und Pommes frites plus Nachtisch essen und müssen sich keine Gedanken machen, dass Sie durch den hohen Fettanteil zunehmen. Ja, das wäre eine wundervolle Vorstellung und man kann verstehen, dass viele Menschen, die Probleme mit dem Abnehmen haben, am liebsten zu den sogenannten Fettbindern greifen. Die Werbung suggeriert, dass sich mit diversen Pillen problemlos Körperfett quasi in Luft auflöst und Sie bis zum Ende Ihrer Tage ohne Reue schlemmen können. Allerdings entspricht dies nicht ganz der Wahrheit.

So funktionieren Fettbinder

Fettbinder (mit dem Wirkstoff Orlistat) sind Tabletten, die einen Teil (ca. ein Drittel) des mit der Nahrung aufgenommenen Fetts an sich binden und unverdaut ausscheiden. Orlistat fungiert als spezifischer reversibler Inhibitor der gastrointestinalen Lipase, wodurch die Resorption von Nahrungsfetten im Darm begrenzt wird. Orlistat wird zu den Mahlzeiten eingenommen.

Beachten Sie bei solchen Produkten:

- Sie nehmen nicht automatisch ab, nur weil Sie Fett unverdaut ausscheiden. Die gesamte Kalorienmenge ist auch entscheidend, weswegen Sie Kohlenhydrate und Eiweiß zusätzlich im Auge behalten müssen. Zudem wird nicht das gesamte mit der Nahrung aufgenommene Fett unverdaut ausgeschieden, sondern lediglich ein Drittel des aufgenommenen Fetts.

- Da das aufgenommene Fett (zum Teil) unverdaut ausgeschieden wird, ist zu befürchten, dass fettlösliche Vitamine (Vitamine A, D, E, K) nicht ausreichend vom Körper resorbiert werden.

- Je nachdem, wie viel Fett Sie über die Nahrung aufnehmen und durch die Einnahme eines entsprechenden Präparates wieder ausscheiden, kann es vorkommen, dass Ihr Stuhl sich in seiner Konsistenz verändert. Bei einem hohen Fettkonsum sind Durchfälle möglich.

- Fettbinder sollten – wenn überhaupt - nur bei einem BMI, der 30 überschreitet, eingenommen werden. Die Anwendungsdauer sollte maximal 12 Wochen betragen.

Pro und Contra von Fettbindern

Da Sie bei der Einnahme von Fettbindern Ihre bisherigen Ernährungsgewohnheiten beibehalten und Ihre Sünden durch die Einnahme der Tabletten vertuschen wollen, lernen Sie nicht, wie Sie sich langfristig gesünder ernähren können. Wenn Sie nach einer gewissen Zeit aufhören, den Fettbinder einzunehmen, ist die Gefahr groß, dass Sie wieder zunehmen. Hinzu kommen die teilweise schweren Nebenwirkungen der Präparate, die sich unter Umständen nicht im Voraus einschätzen lassen. Zu den möglichen Nebenwirkungen gehören Bauchschmerzen, Flatulenz, Stuhldrang, fettiger/öliger Stuhl, flüssiger Stuhl, weiterhin Abgang von öligem Sekret und vermehrte Stühle.

Fazit

Nicht empfehlenswert. Auf keinen Fall sollten Sie zu Fettbindern greifen, die Sie bei dubiosen Quellen im Internet bestellen können. Aufgrund der mangelnden Qualitätskontrolle und einer daher möglicherweise falschen Deklaration der Inhaltsstoffe haben Sie keinerlei Anhaltspunkte, wie viele und welche Substanzen Sie zu sich nehmen. Schnell gelangen Sie dadurch unter Umständen zu einer Überdosierung, die Ihrer Gesundheit schadet.

Welche Diät ist für Sie persönlich empfehlenswert?

Damit man eine Diät dauerhaft durchhält, sollte diese zu den persönlichen Vorlieben und zu den individuellen Lebensbedingungen passen. Am besten ist die Diät, die man gar nicht als solche empfindet und wahrnimmt. Diese Diät führt dann nämlich nur zu wenigen Einschränkungen und zu minimalem Verzicht. Idealerweise enthält diese Diät viele Nahrungsmittel, die man ohnehin mag. Nicht jede Diät passt zu jedem Menschen - Denn nicht alle Menschen sind gleich und können deshalb auch nicht nach dem gleichen Muster „umerzogen" werden. Deshalb muss bei jeder Diät auf individuelle Konzepte gesetzt werden. Was für den einen Menschen gut funktioniert, kann für den anderen völlig untauglich sein. Letztendlich zeigt Ihr Körper Ihnen, was gut und sinnvoll für ihn ist – man muss nur die Sprache des Körpers und dessen Signale wieder verstehen lernen. Jeder Mensch muss in einem gewissen Rahmen seine eigene und persönliche Ernährungsform finden - und sich dabei nicht starr und verbissen an bestimmte Regeln halten. Die beste Diät ist auch die, die man einhalten kann. Deshalb dürfen die Vorgaben auch nicht zu rigide, die Verbote nicht zu streng sein.

Denn allzu großer Verzicht und strenge Verbote führen nur zu Frust, einem schlechten Gewissen und schlechten Gefühlen. Und genau dies möchte man bei einer Diät vermeiden – da dann vorzeitiges Aufgeben geradezu schon vorprogrammiert ist.

Jede passende Diät sollte auch mit Genuss und Spaß verbunden sein. Sie sollte zum persönlichen Lifestyle der Person passen. Ein hektischer Großstadtmensch wird sich bspw. nicht stundenlang hinter den Herd stellen, um zu kochen. Stattdessen kann er Salate, viel Obst und Gemüse genießen, aber auch gesunde Gerichte wie Kartoffeln mit Quark. Eine Hausfrau, die gerne für die ganze Familie kocht, wird dagegen auf andere Konzepte setzen. Klar dürfte auch sein, dass man Ernährungsgewohnheiten nicht von heute auf morgen über Bord werfen kann – Denn die ausgetretenen Pfade der täglichen Essgewohnheiten können meist nur allmählich verlassen und neue Wege beschritten werden. Ausnahmen bestätigen freilich auch hier die Regel. Das Geflecht von verinnerlichten Verhaltens- und Denkmustern, in dem wir gefangen sind wie die Insekten im Eis, muss langsam aufgebrochen werden und durch neue Verhaltensweisen ersetzt werden.

Denn man hat erkannt, dass es eher kontraproduktiv und auf Dauer nicht durchführbar ist,
die jeweiligen Ernährungsgewohnheiten um 360
Grad umzukrempeln – man muss vielmehr jeden
Menschen dort abholen, wo er gerade steht und in
kleinen Schritten versuchen, aus dem alten Trott
einen neuen zu machen. Der Mensch ist ein Ge-
wohnheitstier, auch seine Essgewohnheiten und
sein Geschmack sind Gewohnheiten, die jedoch
geändert werden können. Jeder Mensch muss
darüber hinaus seinen eigenen gesunden Lebensstil finden. Dabei sollten alle Vorsätze und Pläne
mit Maß und Ziel angegangen werden. Man muss
nicht perfekt sein, Rückschläge gehören bei jeder
Diät dazu. Man muss nur wieder auf den richtigen Weg zurückfinden.

Jede Diät sollte idealerweise in eine dauerhafte
Ernährungsumstellung münden, die im Rahmen
einer gesunden Lebensführung praktiziert wird.
Ganzheitlich leben heißt hier die Devise - was
ganzheitlich essen und ganzheitlich genießen beinhaltet. Am besten und nachhaltigsten nimmt
man dabei mit einer gesunden und möglichst na-
turnahen Ernährung ab. Denn Nahrungsmittel in
ihrem natürlichen, weitgehend unverarbeiteten
Zustand sind das Beste, was wir unserem Körper
bieten können, um diesen optimal zu versorgen
und gesund zu erhalten.

Eine gesunde Ernährung bedeutet auch, nicht zu fett essen, nicht zu süß und nicht zu üppig. Dagegen sollte vor allem viel frisches Obst und Gemüse täglich auf Ihrem Speiseplan stehen, hingegen möglichst wenig verarbeitete Produkte und Fertiggerichte. Ernährt man sich eine gewisse Zeit gesund und abwechslungsreich, so verliert man nicht nur an Gewicht, sondern wird darüber hinaus eine ganze Reihe positiver Veränderungen feststellen. Durch den besseren *„Treibstoff"* gesunde Nahrung gewinnt der Körper an Energie und Leistungsfähigkeit. Es geht beim Abnehmen allerdings nicht nur um die Ernährungsweise, sondern um das Dreigespann Bewegung, Ernährung und Entspannung. Dieses Gesamtkonzept muss allerdings praxis- und alltagstauglich sein, der eingeschlagene und gewählte Weg muss individuell und begehbar sein.

Dabei ist der Weg bekanntlich immer auch das Ziel, und wir befinden uns alle auf einer lebenslangen Reise, hin zu einer gesünderen Lebensweise.

Die gesunde Nahrungsmittelpyramide

Die Grundlage einer gesunden Ernährung stellt die sogenannte Nahrungsmittelpyramide dar. Der breite untere Teil dieser Nahrungsmittelpyramide ist Wasser, getrunken über den ganzen Tag verteilt. Wasser ist zum einen ein ausgezeichneter Appetitstiller, außerdem ist ohne ausreichendes Wasser menschliches Leben nicht möglich. Alle Organe benötigen für ihre vielfältigen Aufgaben Wasser, der Stoffwechsel kann nur bei genügender Flüssigkeitszufuhr seinen zahlreichen Aufgaben nachkommen. Trinken wir zu wenig, ist die Blutzirkulation beeinträchtigt, Kreislaufprobleme bis hin zur Verwirrtheit sind die Folge.

Den zweiten Teil der Nahrungsmittelpyramide stellt mit ausgedehnter Basis die Gemüse- und Obstabteilung dar. Gemüse und Obst versorgt unseren Körper mit ausreichend Vitaminen, Mineralstoffen, Spurenelementen und den so wichtigen sekundären Pflanzeninhaltsstoffen - bei gleichzeitiger Zufuhr von Ballaststoffen und niedriger kalorischer Belastung. Ein Verzehr von 5-10 Portionen Gemüse und Obst pro Tag wird als ideal angesehen.

Die Pyramide verengt sich zunehmend und verschmälert sich: Als nächste Stufe finden wir die Kohlenhydrate, die unseren Körper mit Energie versorgen und welche die am leichtesten verfügbare Energiequelle darstellen. Bevorzugt sollten Sie möglichst wenig verarbeitete Vollkornprodukte verzehren, da diese reich an Ballaststoffen sowie an Mineral- und Nährstoffen sind. Außerdem sorgen Vollkornprodukte für ein lang anhaltendes Sättigungsgefühl.

Den nächsten Abschnitt der Pyramide bilden Milch- und Milchprodukte wie Joghurt und Käse. Diese Produkte liefern unserem Körper an erster Stelle wertvolles Eiweiß, zudem sind sie auch fleißige Calciumspender und sorgen daher für ein starkes Knochengerüst. 3-6 Portionen an Milchprodukten sollten auf Ihrem täglichen Speiseplan stehen.

Nur wenig Raum räumt die Pyramide dagegen Fleisch, Fisch und Eiern ein. Aus der umfangreichen Palette der tierischen Lebensmittel sollten Sie dem Fisch Priorität einräumen, aufgrund der wertvollen und vom Körper nicht selbst produzierten mehrfach ungesättigten Fettsäuren.

Ebenso werden Öle und Fette von unserem Körper aufgrund ihres hohen Gehalts an ungesättigten Fettsäuren benötigt, sie sollten jedoch wegen ihrer hohen Kaloriendichte nur sehr sparsam verwendet werden. Öle und Fette sorgen zudem für die Aufnahme von fettlöslichen Vitaminen. Die Spitze der Pyramide wird von den Süßigkeiten gebildet. Die süßen Verführer wie Schokolade und Eiscreme sollten besonderen Anlässen vorbehalten sein und keineswegs täglich verzehrt werden. Das gleiche gilt für Knabbereien wie Chips und Flips sowie wie für süße Getränke.

Wichtige Tipps rund ums Abnehmen

Verbote sind verboten

Bei einer Ernährungsumstellung sollte man auf nichts dauerhaft verzichten müssen, was man gerne isst. Oder mit anderen Worten: Verbote sind verboten. Denn rigide Verbote führen auf Dauer nur zu Frust und ständigen Gedanken an die Lieblingsspeisen. Und irgendwann kommt der Tag, an dem man rückfällig wird, gute Vorsätze links liegen lässt, und man sich buchstäblich auf die so lange entbehrten Speisen stürzt. Der Heißhunger lässt sich dann nicht mehr verhindern, unser Gehirn hat uns ein Schnäppchen geschlagen. Und genau das wollen wir verhindern. Deshalb sollen unsere geliebten süße Sünden und fetten Nascherein nach wie vor zu unserem Speiseplan gehören – wahre Kalorienbomben sollten allerdings nach und nach eine Besonderheit und Ausnahme werden und nicht täglich unseren Speiseplan *„bereichern"*. Überhaupt ist gerade die langsame Umstellung des Speiseplans am leichtesten und am wirkungsvollsten zu bewerkstelligen - nach und nach sollten schlechte Ernährungsgewohnheiten abgelegt und stattdessen gesunde Nahrungsmittel mit in den Speiseplan aufgenommen werden.

Radikale Diäten und den kompletten Wegfall von alten Verhaltensmustern hält niemand lange durch, deshalb gilt es, lieber eine langsame Umstellung der Ernährung vorzunehmen. Je schneller man abnehmen möchte und je eiliger man es dabei hat, desto unwahrscheinlicher ist ein dauerhafter Erfolg – ja, der Rückfall in alte Muster ist geradezu vorprogrammiert und damit auch die Rückkehr der Fettpolster.

Geschmack kann man trainieren

Was uns schmeckt, ist zum Großteil durch Erziehung und Gewohnheiten bestimmt - bereits im Mutterleib werden Geruch und Geschmack der von der Mutter konsumierten Speisen auf das Ungeborene übertragen. Davon profitiert die Nahrungsmittelindustrie, die unseren Gaumen an alle erdenklichen Zusatzstoffe und Geschmacksverstärker gewöhnt - der Kunde wird regelrecht süchtig nach Fertigprodukten und Süßigkeiten und kauft diese immer und immer wieder. Unser Geschmackssensorium wird durch alle Arten von Aromastoffen überstimuliert und empfindet bei natürlicher Nahrung keinen ausreichenden Reiz mehr. Positiv ist aber, dass das Geschmacksempfinden jedoch ausgetüftelt ist und sich auch wieder umtrainieren lässt.

Versuchen Sie also, Ihren Geschmack nach und nach an unverfälschte Nahrung zu gewöhnen und erlernen Sie den Genuss naturnaher Kost.

Nach und nach geht's leichter

Beginne nicht mit einem großen Vorsatz, sondern mit einer kleinen Tat, heißt ein weiser Spruch, der auch in Bezug auf unser Essverhalten Gültigkeit hat. Unsere oft über Jahre und Jahrzehnte erworbenen Essgewohnheiten lassen sich nicht von heute auf morgen über den Haufen rennen. Außerdem schadet zu viel Antrieb der Sache eher und lässt Sie vorzeitig aufgeben. Krempeln Sie Ihre Essgewohnheiten daher langsam und schrittweise um - öfters Fisch anstelle von Fleisch, Datteln am Nachmittag anstelle von Pralinen, und Kartoffeln anstelle von Weißmehl-Nudeln. So kommen Sie langsam, aber sicher ans Ziel.

Abwechslung

Bringen Sie Abwechslung in Ihren Speiseplan und erteilen Sie jeder Eintönigkeit eine klare Absage. So stellen Sie nicht nur sicher, dass Sie von allen Vitaminen, Mineralstoffen und Spurenelementen eine ausreichende Menge zu sich nehmen - gleichzeitig verhindern Sie durch das ständige Wiederholen der Speisen ein Zuviel an Schadstoffen, die in bestimmten Nahrungsmitteln gehäuft vorkommen. Da jedes Lebensmittel auch sein ganz eigenes Spektrum an wertvollen Inhaltsstoffen birgt, ist eine ausgewogene Ernährung immer auch vielfältig und abwechslungsreich. Und Kurzweil im Ernährungsplan macht Spaß und lässt uns die Nahrung nochmal viel besser schmecken.

Mahlzeiten notieren - Führen Sie ein Ernährungstagebuch

Notieren Sie zumindest für einen gewissen Zeitraum alle Mahlzeiten, die Sie essen – vergessen Sie dabei auch nicht die kalorienhaltigen Getränke oder die kleinen Naschereien zwischendurch. Mit Hilfe eines Ernährungsplans erkennen Sie schnell, wie viel Sie tatsächlich essen, wie oft und bei welchen Gelegenheiten. Außerdem kommen Sie typischen Schwachstellen und verführerischen Situationen leichter auf die Spur.

Essen mit Genuss und Freude

Essen sollte stets ein Genusserlebnis sein, ein Fest für Augen und Gaumen. Lassen Sie also bei Beachtung aller Spielregeln niemals den Genuss außer Augen. Machen Sie jede Ihrer Mahlzeiten zu einem kleinen Fest. Richten Sie ihr Essen auf schönem Geschirr an, zerschneiden Sie es mit edlem Besteck und legen Sie stets schöne Servietten parat. Warum sollten Sie zu einem schönen Essen nicht auch Kerzen anzünden und im Hintergrund leise und unaufdringlich klassische Musik spielen lassen? Zelebrieren Sie ihre Mahlzeiten, genießen Sie diese. Studieren Sie nicht zwanghaft Kalorien- und Ernährungstabellen, sondern hören Sie auf Ihren Instinkt, der Ihnen den richtigen Weg weist. Sich gesund ernähren, heißt keinesfalls, zu verzichten und sich zu kasteien. Auch der übermäßige Drang nach gesunder Ernährung kann wiederum ungesund sein - also das Gesamtkonzept im Auge behalten, und sich nicht an Kleinigkeiten festhalten. Nehmen Sie also Bagatellen nicht zu ernst, sondern seien Sie sich gewahr, dass auch der Weg das Ziel ist. Und seien Sie, während Sie essen, mit voller Konzentration bei den Mahlzeiten, legen Sie die Zeitung oder das Kreuzworträtsel beiseite und genießen Sie jeden einzelnen Happen.

Die Zeitung kann warten bis später und keine Büroarbeit ist so wichtig, als dass sie während des Essens erledigt werden müsste.

Wir essen zu viel

Einer der gröbsten Ernährungsfehler, dem wir fast ohne Ausnahme unterliegen, ist das tägliche Zuviel an Nahrung. Nehmen Sie doch einmal Papier und Stift zur Hand und schreiben haargenau auf, was Sie den lieben langen Tag über an Nahrung zu sich nehmen. Vermutlich werden Sie im Angesicht des Ergebnisses die Hände über dem Kopf zusammenschlagen und sich die Haare raufen. Und damit stehen Sie nicht allein auf weiter Flur, fast jeder von uns isst zu viel. Der Nachschlag nach dem Mittagessen, der kleine Nachtisch, der Kuchen zum Kaffee. Die Liste ließe sich endlos fortsetzen. Die Nahrungsmittelindustrie hat indes diesen Trend liebend gerne aufgegriffen, sind doch im Laufe der Jahrzehnte die Portionsgrößen immer größer geworden - das Eis, die Chipstüte, alle fertig verpackten Lebensmittel sind über die Jahre einer wundersamen Vergrößerung anheimgefallen. Daher sollten Sie sich vergegenwärtigen, dass ein Übermaß an Nahrung eine der gröbsten Ernährungssünden ist - Sie dürfen ausnahmslos alles essen, jedoch sollten Sie immer das richtige Maß halten.

Dinner Cancelling

Als Dinner-Cancelling bezeichnet man eine Ernährungsweise, bei der ab einem bestimmten Zeitpunkt am frühen Abend auf Nahrung verzichtet wird. Was für viele Hollywoodschauspielerinnen mittlerweile zur Gewohnheit geworden ist wie das tägliche Zähneputzen, sollten auch Sie gelegentlich zur Erzielung einer ausgewogenen Kalorienbilanz beherzigen. Durch Verzicht auf Nahrung am Abend soll dem Körper außerdem Gelegenheit gegeben werden, sich zu regenerieren, also liefert Dinner Cancelling auch einen wertvollen Beitrag zum Anti-Aging und zur Entgiftung des Körpers. Das Ausfallenlassen der späten Mahlzeiten kann sogar zu einer schönen Gewohnheit werden. Denn wird morgens Energie für den ganzen Tag benötigt und erinnert mittags lästiges Magenknurren an die Aufnahme einer geregelten Mahlzeit, so kann das Ausfallen des Abendessens uns auf einen ruhigen Abend einstimmen und unser Körper kann sich auf wichtige Stoffwechselvorgänge besinnen. Zumal oft gerade abends Ernährungssünden begangen werden - beispielsweise wenn man es beim Krimi vor Spannung kaum noch aushält und sich durch den Griff zur Chipstüte ablenken und beruhigen muss.

Drei Mahlzeiten kontra fünf Mahlzeiten

Lange Zeit wurde von Ernährungsexperten die Aufnahme von täglich fünf Mahlzeiten postuliert. So sollte gewährleistet werden, dass man genügend Nährstoffe aufnimmt und nicht in Heißhungerattacken verfällt, wodurch eine Diät zur Gewichtsreduktion erleichtert werden sollte. Dieses Postulat hat sich jedoch zwischenzeitlich als zum Teil kontraproduktiv herausgestellt, da ein ständig hoher Insulinspiegel dem Fettabbau entgegensteht. Denn ein hoher Insulinspiegel führt – wie Sie bereits gelesen haben – zur Einlagerung von Fett und fördert damit die Entstehung von Übergewicht. Mittlerweile gibt es keine allgemeingültige Empfehlung bezüglich der Anzahl der täglichen Mahlzeiten mehr, es formieren sich jedoch immer mehr Gegner der Fünf-Mahlzeiten-Regel. Wichtig ist jedoch auf jeden Fall, auf regelmäßige Mahlzeiten zu achten, damit der Blutzuckerspiegel nicht zu tief absackt. Eine Rolle spielen natürlich auch die individuellen Gegebenheiten des Tagesablaufs und die persönlichen Vorlieben. So gehören Zwischenmahlzeiten in unserem Kulturkreis schon fast zu einem Ritual - der Pausensnack für den Energieschub am Vormittag und auch der Kaffee am Nachmittag wird selten ohne Beikost genossen.

Mahlzeiten zu festen Zeiten, möglichst noch im Familienverband eingenommen - wie in früheren Zeiten, als die ganze Familie um den Tisch versammelt war, sich gegenseitig über die Ereignisse des Tages informierte, während die Hausfrau die Schüsseln reichte - sollten wieder überdacht und in neue, sinnvolle Ernährungsformen mit aufgenommen werden. Denn ein einsames und heimliches Futtern aus versteckter Tüte hat selten froh und schlank gemacht.

Zucker - Nicht süßer Spaß, sondern toxischer Teufel

Lebensmittel und Getränke mit hohem Zuckergehalt machen bedauerlicherweise bei vielen von uns einen großen Anteil unserer Ernährung aus. Das fängt bereits morgens beim Frühstück an. Beispielsweise das Müsli - was auf den ersten Blick wie ein gesunder Start in den Tag aussieht, ist leider oft genau das Gegenteil. Besonders tückisch sind hierbei Fertig- und Knuspermüslis, die bis zu 25 % Zucker enthalten - solche Müslis sind weit davon entfernt, gesund zu sein - und gebührte ihnen im Supermarkt eher ein Platz in der Süßwarenabteilung denn in der Cerealienecke.

Es ist aber nicht nur das Müsli, auch die beliebten Nuss-Nougat-Cremes und andere süße Brotaufstriche sind letztlich keinen Deut besser. Und nach dem Frühstück sieht es im weiteren Verlauf des Tages oft nicht besser aus, was die Zuckerbilanz betrifft. Da werden als Zwischenmahlzeit *„gesunde Energiespender"* wie Müsli- und Schokoriegel verzehrt, die geballte Kraft für den Tag schenken sollen - in Wirklichkeit aber nur so vor Zucker und Kalorien strotzen.

Als Getränke werden den lieben langen Tag zuckerhaltige Limonaden sowie auch Heißgetränke wie gezuckerter Tee, heiße Schokolade, Cappuccino usw. in rauen Mengen geschlürft - und aufgelöst in Flüssigkeit werden die Zuckermassen zur versteckten Zuckerfalle. Denn der Zucker in Getränken leuchtet ja nicht wie der Speckrand an einer Scheibe Schinken.

Nach dem Mittagessen folgt als krönender Abschluss der Mahlzeit das süße Dessert, im Laufe des Nachmittags folgen Pralinen als Nervennahrung und Gaumenkitzel und die obligatorische Kuchentafel darf zumindest am Wochenende nicht fehlen. Abends dann noch die Schokolade zum Krimi und anschließend das Betthupferl zur Nacht. Und ruck, zuck haben wir bei unserem täglichen Zuckerkonsum jedes tolerierbare Limit überschritten.

Der Zusammenhang zwischen einem hohen Zu-ckerkonsum und Übergewicht ist gemeinhin be-kannt. Kohlenhydrate in Form von Zucker, die vom Körper nicht in Energie umgewandelt und verbraucht werden, werden als Energiereserven in Gestalt von Fett gespeichert, auf welches der Körper in Notzeiten zurückgreifen könnte - bei der allgemein verbreiteten Bewegungsarmut und einem Überfluss an Nahrung tritt ein solcher Notstand aber wohl nur mit sehr geringer Wahr-scheinlichkeit ein.

Ein zu hoher Zuckergehalt in der Nahrung ist neben einer genetischen Komponente auch die Hauptursache für Diabetes. Durch weißen Indus-triezucker wird Zucker in konzentrierter Form gleichsam mit einem Schlag verabreicht, so dass die Bauchspeicheldrüse wahre Höchstleistun-gen vollbringen muss, um den Blutzuckerspiegel wieder zu senken und auch konstant zu halten. Durch diese anhaltende Überforderung wird die Bauchspeicheldrüse geschwächt und ist am Ende nicht mehr in der Lage, die erforderliche Menge an Insulin auszuschütten, um den Blutzuckerspie-gel konstant zu halten. Dieser unschöne Zustand kennzeichnet dann das Vollbild des Diabetes.

Richtiges Kauen - Von den Kühen lernen

Auch von unseren tierischen Freunden, den Kühen, kann der Mensch noch einiges abschauen und lernen: etwa gründliches Kauen. Denn wer kaut heutzutage seine Nahrung noch gründlich und bewusst? Die wenigsten von uns nehmen sich Zeit zum genussvollen Essen. Morgens rasch die Stulle im Auto, zum Mittagessen dann die Pizza im Stehen, nachmittags der Apfel am Computer und der Schokoriegel am Telefon. Immer muss es schnell gehen, da bleibt kaum Zeit, Bissen für Bissen zu kauen. Statt zu essen schlingen wir regelrecht. Gründliches Kauen ist aber für die Vorbereitung und Verwertung unserer Nahrung immens wichtig - so wird durch Kauen und durch die Enzyme im Speichel bspw. das Brotstück in seine einzelnen Bausteine zerlegt - vor allem in Stärke- und Zuckermoleküle. Da durch langsames Kauen die Zerlegung der Nahrung schon vorbereitet wird, treten Verdauungsbeschwerden wie Sodbrennen oder Blähungen seltener auf. Nicht zu Unrecht sagt der Volksmund *„gut gekaut ist halb verdaut"*. Und weil richtiges Kauen auch eine Wirkung auf die Insulinausschüttung und -produktion hat, bedeutet anhaltendes Kauen letztlich sogar eine Vorbeugung von Diabetes und Übergewicht.

Aber was heißt gründliches Kauen eigentlich genau, werden Sie vielleicht fragen. Als Faustregel gilt, dass jeder Bissen 32 Mal gekaut werden sollte. Wem das zu umständlich oder zu kompliziert ist, kann stattdessen auch so lange kauen, bis die Nahrung flüssig geworden ist.

Man ist, was man isst

Dieser Spruch des französischen Denkers **Brillat-Savarin** ist nicht etwa eine abgedroschene Phrase, sondern birgt so viel Wahrheit in sich. So ist das Körpergewicht, das wir mit uns schleppen, nicht nur Ausdruck eines guten oder schlechten Stoffwechsels, wie wir oft entschuldigend erklären - sondern zum Großteil Resultat unserer täglichen Ernährungsgewohnheiten. Und das schlechte und fahle Erscheinungsbild der Haut „verdanken" wir nicht nur schlechten Genen - sondern hauptsächlich ungesunder Ernährung oder gar dem Rauchen. Eine fortschreitende Vergesslichkeit ist nicht nur auf das Alter zurückzuführen - sondern möglicherweise auch auf einen erhöhten Konsum an Alkohol. Auch das Bierchen am Mittag und der Rotwein am Abend addieren sich. Viel zu leicht sind wir dazu geneigt, unser Erscheinungsbild und unseren Gesundheitszustand auf schlechte Gene oder sonstige Umstände zurückzuführen.
Aber Krankheiten fallen nicht vom Himmel und suchen uns nicht immer schicksalhaft heim, sondern sind häufig hausgemacht.

Übergewicht kommt auch nicht über Nacht, sondern ist das Ergebnis jahrelanger Fehl- und Überernährung. Dies können wir uns gar nicht oft genug vergegenwärtigen. Und zwar am besten bei jedem Bissen, den wir zu uns nehmen. Stellen Sie sich doch bitte einmal bildlich vor, wie Ihr Körper sich freut und regelrecht aufblüht, wenn Sie ihn mit Obst und Gemüse verwöhnen. Und denken Sie daran, wie Ihr Körper gleichsam einer vernachlässigten Blume verwelkt und traurig das Köpfchen hängen lässt, wenn Sie ihn mit Süßigkeiten und fetten Gerichten mästen. Solche anschaulichen Bilder sind ungeheuer hilfreich und verfehlen ihre Wirkung nicht - probieren Sie es gleich bei der nächsten Mahlzeit aus. Unsere Essgewohnheiten widerspiegeln mehr als uns oft bewusst ist, unsere Werte und unsere gesamte Lebenseinstellung. So verzichtet der Vegetarier meist nicht aus gesundheitlichen, sondern aus ethischen Gründen auf Fleisch, der Naturschützer kauft seine Lebensmittel im Bioladen, und der Menschenfreund achtet auf fair-trade-Kaffee. So kommen in unseren Essgewohnheiten auch unsere Identität und unsere Werte zum Ausdruck.

Wir betreiben oft Schindluder mit der eigenen Gesundheit

Im Laufe des Lebens haben sich die meisten von uns an verarbeitete Lebensmittel, Fertiggerichte, Süßigkeiten, Knabbereien, Snacks und nicht zu vergessen Alkohol und gesüßte Getränke gewöhnt. Ohne groß über gesundheitliche Folgen nachzudenken, wird morgens das vor Fett triefende Croissant als Frühstück verzehrt, dazu wird noch schnell ein Cappuccino geschlürft. Mittags dann gerne Pommes mit Mayo, nachmittags der Kuchen mit Kaffee gegen die aufkommende Müdigkeit – dies ist vielfach der moderne Lifestyle. Warum behandelt oder besser gesagt misshandelt man den eigenen Körper auf diese Weise? Warum betreibt man derart Schindluder mit der eigenen Gesundheit? Man pflegt doch auch akribisch das Auto, die Klamotten, das Haus, das Inventar. Man macht Frühlings– und Herbstputz im Haus, verwendet hochwertige Reinigungsmittel und Polituren, achtet auf jeden Flecken und jeden Kratzer, um die Möbel und Teppiche möglichst lange zu erhalten. Wir gehen außerdem regelmäßig zum Friseur, zum Nagelstudio, pflegen weiter unsere Haut, die äußere Hülle, mit diversen Ampullen, Masken, Cremes und Seren.

Warum nur vernachlässigen wir dann unseren Körper so sträflich, führen ihm schädliche und ungesunde Nahrung zu? Aus Nachlässigkeit, Bequemlichkeit, Gewohnheit, mangelndem Bewusstsein? Vermutlich aus einer Kombination von alledem.

Vielleicht auch, weil Nachlässigkeit bei Frisur und Fingernägeln sofort sichtbar werden, unser Körper aber lange schweigt und Vernachlässigung allzu lange und beharrlich duldet, bis die ersten Befindlichkeitsstörungen oder gar Krankheitszeichen auftreten. Aber es ist nie zu spät für eine Umstellung der Nahrung, hin zu einer gesunden Lebensweise! Wo ein Wille ist, ist bekanntlich auch stets ein Weg. So wie wir uns an Fast Food und Fertiggerichte gewöhnt haben, genauso gewöhnen wir uns an gesunde Nahrung – und zwar erstaunlich schnell. Einfache und unverfälschte Nahrung bedarf keiner komplizierten Rezepte und keiner schwierigen Vorschriften. Machen auch Sie eine gesunde Lebensweise zu Ihrem persönlichen Lifestyle! Seien Sie es sich wert – Ihrer Gesundheit zuliebe, dem allerwichtigsten Gut, das wir besitzen.

Die Basics für gesundes Abnehmen - Kurz und bündig

- Als gesundes Tempo zum Abnehmen gilt maximal 1-2 Pfund/Woche.
- Wenn man mehr als 2 kg pro Monat abnimmt, besteht eine erhöhte Gefahr für den Jojo-Effekt.
- Stellen Sie Ihre Ernährungsgewohnheiten langsam, aber nachhaltig um.
- Essen Sie, wenn Sie Hunger haben.
- Essen Sie ausreichend.
- Aber meiden Sie XXL-Portionen im Restaurant und bei Fertiggerichten.
- Hören Sie auf zu essen, wenn Sie satt sind.
- Verbote sind verboten.
- Essen Sie, was Ihnen schmeckt.
- Essen Sie abwechslungsreich.
- Nehmen Sie sich ausreichend Zeit zum Essen.
- Konzentrieren Sie sich beim Essen auf dieses.

- Planen Sie feste Essenszeiten ein.
- Kauen Sie gut – gut gekaut ist halb verdaut.
- Essen Sie reichlich Obst und Gemüse.
- Die Nahrung schonend zubereiten.
- Bio-Produkte bevorzugen.
- Vermeiden Sie Softdrinks mit Zucker und Süßstoffen.
- Obstsäfte sollten verdünnt werden (ein Drittel Obstsaft, zwei Drittel Wasser).
- Lassen Sie das Abendessen öfters ausfallen.
- Trinken Sie viel, am besten Wasser.
- Trinken Sie vor jeder Mahlzeit ein Glas Wasser.
- Reduzieren Sie alkoholische Getränke.
- Reduzieren Sie Fett und bevorzugen Sie pflanzliche Fette.

Epilog

Damit man eine Diät dauerhaft durchhält, sollte diese zu den persönlichen Vorlieben und zu den individuellen Lebensbedingungen passen. Am besten ist die Diät, die man gar nicht als solche empfindet und wahrnimmt. Diese Diät führt dann nämlich nur zu wenigen Einschränkungen und zu minimalem Verzicht. Idealerweise enthält diese Diät viele Lebensmittel, die man ohnehin mag. Nicht jede Diät passt zu jedem Menschen - Denn nicht alle Menschen sind gleich und können deshalb auch nicht nach dem gleichen Muster „um-erzogen" werden. Deshalb muss bei jeder Diät auf individuelle Konzepte gesetzt werden. Was für den einen Menschen gut funktioniert, kann für den anderen völlig untauglich sein. Letztendlich zeigt Ihr Körper Ihnen, was gut und sinnvoll für ihn ist – man muss nur die Sprache des Körpers und dessen Signale wieder verstehen lernen.

Jeder Mensch muss in einem gewissen Rahmen seine eigene und persönliche Ernährungsform finden - und sich dabei nicht starr und verbissen an bestimmte Regeln halten. Die beste Diät ist auch die, die man einhalten kann. Deshalb dürfen die Vorgaben auch nicht zu rigide, die Verbote nicht zu streng sein. Denn allzu großer Verzicht und strenge Verbote führen nur zu Frust, einem schlechten Gewissen und schlechten Gefühlen. Und genau dies möchte man bei einer Diät vermeiden – da dann vorzeitiges Aufgeben geradezu schon vorprogrammiert ist.

Auf Ihrem persönlichen Weg zu einem gesunden, glücklichen und erfüllten Leben wünsche ich Ihnen alles erdenklich Gute.
Herzlichst Ihre Apothekerin Dr. Angela Fetzner

Zur Autorin

Dr. Angela Raab geb. Fetzner, geboren in Bad Kissingen, ebenda auch aufgewachsen. Studium der Pharmazie in Würzburg, anschließend Approbation zur Apothekerin. Aufbaustudium der Pharmaziegeschichte in Marburg, Abschluss als Pharmaziehistorikerin. Dort auch Promotion zum Dr. rer. nat.

Seit 1996 bis dato Arbeit in öffentlichen Apotheken und Krankenhausapotheken in ganz Deutschland sowie der Schweiz. Daneben Seminartätigkeit im In- und Ausland.

Ein herzliches Dankeschön

an dieser Stelle an alle werten Leserinnen und Leser.

Wenn Ihnen mein Buch gefallen hat und dieses für Sie nützlich ist, würde ich mich über eine kurze Rezension freuen.

Lob, Kritik oder Anregungen können Sie mir gerne auf meiner Facebook-Seite:
https://www.facebook.com/AngelaFetzner

oder auf meiner Autorenhomepage mitteilen:
http://www.angela-fetzner.de

Bücher von Dr. Angela Fetzner

Finden Sie alle auf meiner Autorenhomepage:
http://www.angela-fetzner.de

Hier können Sie sich auch für meinen Newsletter anmelden, um regelmäßig Informationen über neue Bücher, Preisaktionen, Verlosungen und Gesundheitstipps zu erhalten.

Außerdem finden Sie meine E-Books in allen führenden Online Shops und die Druckbücher im Versand- und Standardbuchhandel.

Qualität im Zeichen des Mörsers

Warum Qualität im Zeichen des Mörsers?

Auch aufgrund der in diesem Buch beschriebenen Erfahrungen habe ich „Qualität im Zeichen des Mörsers" ins Leben gerufen.

Warum Fachbuch, Sachbuch und Ratgeber in den Bereichen Medizin, Pharmazie und Gesundheit besser nicht von Laien geschrieben werden sollten? Nun, die Gründe liegen auf der Hand – gerade in diesem sensiblen Bereich ist eine genaue, fachlich kompetente Überprüfung der Inhalte erforderlich. Im Zuge der an sich positiven Öffnung des Buchmarkts ergeben sich leider aber auch Märkte für Betrüger, Scharlatane und selbst ernannte Experten. Deshalb sollte der Leser VOR dem Kauf eines Buches wissen, wer wirklich als Autor dahinter steht. Ein Großteil der Gesundheitsbücher wird von Laien geschrieben, welche über keinerlei medizinische oder pharmazeutische Ausbildung verfügen. Damit diese Tatsache dem Leser nicht auffällt, schreiben diese Autoren unter einem Pseudonym und legen großartige, gefälschte Autorenprofile an, in denen sie wahlweise Ärzte, andere Doktoren, Ernährungswissenschaftler, Ernährungsberater, Heilpraktiker, Coachs oder Psychologen sind.

Dazu kommen noch gefakte (käufliche) Fotos von jungen, dynamisch wirkenden Personen – welche diese Autoren aber natürlich gar nicht sind. Der Fantasie des Betrugs sind hier keinerlei Grenzen gesetzt.

Auf diese Weise wollen diese Fake-Autoren Kompetenz vortäuschen, welche sie in Wirklichkeit natürlich nicht besitzen. Liest man die „Bücher" dieser falschen Autoren durch, werden dort bestenfalls nutzlose Hinweise gegeben – ich habe aber auch schon „gute" Ratschläge gesehen, welche dem Leser das Leben kosten können... Das Problem ist hierbei, dass die Leser den scheinbaren Experten vertrauen und als Laien ja auch gar nicht merken, was in solchen „Büchern" vom Stapel gelassen wird. Hinzu kommt, dass viele der „Autoren" „Mehrfachidentitäten" besitzen, d. h. sie benutzen mehrere Pseudonyme, unter denen sie oftmals den gleichen Content veröffentlichen.

Der Anteil an höchst unprofessionellen, inhaltlich falschen, gefährlichen und wertlosen „Büchern" – die „Bücher" umfassen hierbei oft nur 10-60 Seiten – steigt exponentiell an, so dass sich der Leser erst mal den Weg durch all diese „Werke" bahnen muss.

Aus diesem Grund habe ich – um eine Schneise in den kaum zu durchdringenden Dschungel von qualitativ minderwertiger Laiensachliteratur zu schlagen - das Qualitätslogo im Zeichen des Mörsers entwerfen und schützen lassen, welches dem Leser geprüfte Qualität verspricht.

Qualität im Zeichen des Mörsers

Der Mörser gilt seit dem späten Mittelalter als das bekannteste mit der Apotheke verbundene Symbol und als das Apothekenwahrzeichen schlechthin. Bei Büchern im Zeichen des Mörsers können Sie darauf vertrauen, dass die Autorin als promovierte Apothekerin sowohl die entsprechende Fachkompetenz als auch die notwendige Praxiserfahrung besitzt. Alle Bücher entsprechen dem aktuellen Wissensstand der Medizin und Pharmazie.

Als Apothekerin der Praxis mit dem entsprechenden fachlichen Wissen ist es das Anliegen der Autorin, dem Leser komplizierte medizinische und pharmazeutische Sachverhalte verständlich nahe zu bringen.

Als unabhängige Autorin und Apothekerin fühlt sich die Verfasserin nur der Gesundheit und dem Wohl der Menschen verpflichtet.

Leseprobe: Leber und Galle entgiften und stärken

Prolog

Liebe Leserin und lieber Leser,

Eine gesunde Leber ist der Schlüssel zu einem gesunden und vitalen Leben.
Die Leber ist unser zentrales Stoffwechselorgan und unser wichtigstes Entgiftungsorgan – gleichsam einer Fabrik ohne Ruhezeiten ist die Leber Tag und Nacht für uns im Einsatz. Eine ungesunde Ernährungs- und Lebensweise schwächt jedoch die Leber, das emsige Organ arbeitet nichtsdestotrotz unermüdlich weiter. Wird die Leber aber kontinuierlich überlastet, fühlt man sich schlapp und ausgelaugt, denn die Müdigkeit ist bekanntlich der Schmerz der Leber. Des Weiteren können viele chronische Krankheiten die Folge einer geschwächten oder erkrankten Leber sein. Denn: Funktioniert die Leber nicht, erkrankt der ganze Mensch.

Unterstützen Sie Ihr wichtigstes Entgiftungsorgan: Die ganzheitliche Leberreinigung

Die Leber leidet bekanntlich leise, weshalb wir sie meist nicht mit der nötigen Achtsamkeit behandeln.

Grundsätzlich essen wir zu fett, zu säurehaltig, weiter belasten wir die Leber durch Schadstoffe, Medikamente sowie durch zu viel Stress und zu wenig Bewegung. Aus diesem Grund ist es wichtig, den Körper von diesem Ballast zu befreien und schädliche Abfallprodukte und Gifte auszuschwemmen.

Nutzen Sie hierbei die einzigartige Regenerationskraft Ihrer Leber – denn die Leber ist ein ungeheuer dankbares Organ, ihre Selbstheilungskraft beispiellos. Schenken Sie Ihrem wichtigsten Entgiftungsorgan daher eine ganzheitliche Leberreinigung.

Mittels der in diesem Buch aufgeführten vielseitigen Maßnahmen wie Heilpflanzentherapie, Teekuren, Darmentgiftung, Schüßler-Salzen, Homöopathie, Leberwickel, Wasseranwendungen, Ernährungsempfehlungen usw. wird die Leber auf natürliche Weise entgiftet und gestärkt.

Mit Unterstützung ausgewählter Leberkuren werden Sie bereits nach kurzer Zeit wieder mehr Lebensqualität, Kraft, Vitalität und Lebensfreude verspüren.

Die Autorin berät und informiert als promovierte Apothekerin seit zwei Jahrzehnten zahlreiche Kunden. Als unabhängige Autorin und Apothekerin fühlt sich die Verfasserin dieses Buchs nur der Gesundheit und dem Wohl der Menschen verpflichtet.

Herzlichst Ihre Apothekerin Dr. Angela Fetzner

Warum es sich lohnt, der Leber mehr Aufmerksamkeit zu schenken

Tag und Nacht ist die Leber für uns im Einsatz - unzählige Prozesse des Stoffwechsels finden in diesem wichtigen Organ statt. Nicht zu Unrecht wird die Leber deshalb zuweilen auch als Kraftwerk des Körpers bezeichnet. Die Leber ist das zentrale Organ unseres Stoffwechsels und hat ein enormes Aufgabenspektrum zu bewältigen - ihre wichtigsten Aufgaben sind die Steuerung von Energie- und Hormonhaushalt, die Verarbeitung und Speicherung von Fetten, Eiweißen und Kohlenhydraten, die Produktion lebenswichtiger Eiweißstoffe (z. B. von Gerinnungsfaktoren), der Abbau und die Ausscheidung von Stoffwechselprodukten sowie die Produktion von Galle. Vor allem fungiert die Leber jedoch auch als unverzichtbares Entgiftungsorgan, weshalb es wichtig ist, dass wir dieses Organ nicht durch zu viel Alkohol, Medikamente und toxische Stoffe nachhaltig schädigen.

Als Entgiftungsorgan ist die Leber ein richtiger Workaholic, sie reinigt den Körper unermüdlich – und geht in ihrer Uneigennützigkeit sogar so weit, dass sie eher ihre eigenen Zellen zerstört, als dass sie es zulässt, dass andere Organe des Körpers geschädigt und in Mitleidenschaft gezogen werden.

Die Leber ist also ein sehr selbstloses Organ, das klaglos und geduldig seine Dienste verrichtet. Nicht zu Unrecht heißt es *„die Leber leidet stumm"* – was auch damit zusammenhängt, dass die Leber keine Nerven und damit kein Schmerzempfinden besitzt. Gleichzeitig sagt man aber auch, dass die Leber mit ihren Aufgaben wächst – was zutreffend ist, denn die Leber ist sehr widerstandsfähig und verfügt über eine ausgezeichnete Regenerationsfähigkeit. Allerdings nur bis zu einem gewissen Grad, denn wird die Leber pausenlos geschädigt, erkrankt sie irgendwann und stirbt am Ende zwangsläufig, und selbst dieses Sterben geschieht leise. Mit dem Versagen der Leber stirbt freilich der komplette Organismus.

Es ist also an der Zeit, dass wir uns diesem geduldigen und aufopferungsvollen Organ erkenntlich zeigen, und ihm wieder mehr Aufmerksamkeit schenken.

Ihre Leber wird es Ihnen mit neuer Energie und Wohlbefinden danken.

Die Müdigkeit ist der Schmerz der Leber

Wie wir gelesen haben, leidet die Leber geduldig, lange und leise. Dies ist mit ein Grund, warum wir dieses dankbare Organ oft allzu lange sträflich vernachlässigen und seine stummen Hilfeschreie nicht oder aber zu spät hören. Denn die Symptome einer kranken Leber sind unspezifisch. Man sagt, dass die Müdigkeit der Schmerz der Leber ist – will heißen, dass chronische Müdigkeit und Antriebslosigkeit auf ein Leberleiden hindeuten können. Auch weitere unspezifische Symptome wie Verdauungsbeschwerden, Völlegefühl, Juckreiz oder Rückenschmerzen können auf eine kranke Leber hinweisen. Deshalb gilt es, es erst gar nicht so weit kommen zu lassen und diesem lebenswichtigen Organ jede nur erdenkliche Unterstützung zukommen zu lassen. Damit ist längst nicht nur gemeint, dass wir beim Alkohol kürzertreten sollen. Denn nicht nur Alkohol schadet der Leber – auch viele Medikamente, fettes Essen, bestimmte Viren und zu wenig Bewegung sind keine Freunde der Leber und schwächen diese tagtäglich. Die gute Nachricht ist jedoch, dass die Leber sehr regenerationsfähig ist und sich das Ruder oft sogar noch bei schon belasteter Leber herumreißen lässt.

So ist es unerlässlich, der Leber die tägliche Last zu erleichtern und dieses einzigartige Organ soweit wie möglich zu unterstützen.

Im Folgenden werden daher die wirksamsten Maßnahmen aufgezeigt, wie Sie Ihrer Leber zu neuer Kraft verhelfen können und einer belasteten Leber wieder, die so notwendige Erholung spenden können.

Die Leber – Das unbekannte Organ

In Deutschland nimmt das Interesse an allen Themen rund um die Gesundheit immer weiter zu – dementsprechend steigt auch das Interesse an einer gesünderen Lebensweise stetig. Wir beschäftigen uns mit unserem Gewicht und infolgedessen mit gesunder Ernährung und sportlichen Aktivitäten, nicht wenige wissen stets über die neuesten Diäten Bescheid. Viele von uns kennen weiter ihre Blutdruck- und Blutzuckerwerte in- und auswendig. Auch was Herz, Lunge und Darm betrifft, haben viele Menschen gute Kenntnisse.

Ausgerechnet jedoch die Leber, dieses zentrale und wichtige Stoffwechselorgan, ist vielen Menschen ein Rätsel oder gar ein Mysterium. Dementsprechend wird das Organ oft stiefmütterlich behandelt und vernachlässigt.

Denn während sich die anderen Organe zeitig melden und sozusagen Notrufe absenden – die Gelenke schmerzen, der Magen drückt, der Darm ist verstopft – leidet die Leber eben leise und geduldig. Vielleicht jedoch zu leise und geduldig.

Deshalb ist es an der Zeit, Licht ins Dunkel dieses wunderbaren Organs zu bringen und uns ausführlich mit allem, was der Gesundheit der Leber dient, auseinanderzusetzen.

Aufgaben der Leber

Im Folgenden sind die wichtigen Aufgaben der Leber aufgeführt.

- Als zentrales Stoffwechselorgan reguliert die Leber den Eiweiß-, Fett- und Zuckerstoffwechsel sowie den Hormon-, Vitamin- und Mineralstoffhaushalt. Weiter dient die Leber als Speicher- und Entgiftungsorgan.

- Alle Nahrungsmittel werden zunächst im Magen und Darm aufgespalten. Die Nährstoffe, z. B. Fett und Zucker, sowie auch Vitamine und Mineralstoffe, werden über die Pfortader in die Leber transportiert. Dort werden die Nährstoffe umgebaut, eine Zeit lang gespeichert und danach gleichmäßig in den Blutkreislauf abgegeben. Vom Blutkreislauf gelangen die Nährstoffe in die einzelnen Organe.

- Auf-, Ab- und Umbau (Stoffwechsel) von Fetten, Eiweißen und Zucker. Vor allem bildet die Leber Fette, Eiweiße und Zucker in verwertbarer Form.

- Bildung von Speicherzucker (Glykogen) aus dem Einfachzucker Glucose. Wird Glucose benötigt, wird dieses aus Glykogen freigesetzt und an den Blutkreislauf abgegeben.
- Aufbau und Speicherung von Eiweißen aus den Eiweißbestandteilen (Aminosäuren) der Nahrung. Bspw. Bildung von Fibrinogen, das wichtig für die Blutgerinnung ist, sowie von Transporteiweißen. Weiter Bildung von Antithrombin und Plasminogen.
- Speicherung von Fett in Form von Lipoproteinen.
- Speicherung von Vitaminen (v. a. der fettlöslichen Vitamine A, D, E und K sowie von Vitamin B 12) sowie von Mineralstoffen und Spurenelementen (bspw. Eisen, Zink, Kupfer).
- Produktion von Cholesterin. Aus Cholesterin werden bspw. Hormone und Zellmembranen gebildet.
- Produktion von Gallenflüssigkeit (Galle), welche für die Fettverdauung wichtig ist.
- Entgiftung von körperfremden, schädlichen Substanzen wie Alkohol, Medikamenten, Bakterien und Viren.
- Abbau von körpereigenen Substanzen wie bspw. nicht mehr benötigten Hormonen, defekten Körperzellen, alten und geschädigten roten Blutkörperchen sowie Abfallprodukten des Eiweißstoffwechsels.

- Abwehr von Keimen aus dem Magen-Darm-Trakt, wodurch das Immunsystem unterstützt wird.
- Ausscheidungsorgan. Über die Galle scheidet die Leber Substanzen wie Bilirubin, Cholesterin, Stoffwechselprodukte und Medikamente aus. Diese Stoffe werden dann mit dem Stuhl ausgeschieden. Durch Umbau in der Leber werden einige fettlösliche Stoffe wasserlöslich, wodurch sie mit dem Urin ausgeschieden werden können.
- Beteiligung an der Regulierung des Säure-Basen-Haushalts.
- Die Leber ist an der Blutbildung des Fötus bis zum 7. Schwangerschaftsmonat beteiligt.

Aufbau der Leber

Aufteilung der Leber in Lappen

Die Leber ist die größte Drüse im Körper und gleichzeitig das schwerste Stoffwechselorgan (die Leber wiegt bei einem Erwachsenen zwischen 1200 bis 2000 g, wobei die Leber der Frau normalerweise etwas leichter als die des Mannes ist). Ein gesundes Organ ist dunkelbraun, gleichmäßig strukturiert und weich-elastisch.

Das Organ liegt direkt unter dem Zwerchfell im rechten Oberbauch, zum Teil ist der obere Teil der Leber mit dem Zwerchfell verbunden. Umgeben ist das Organ von einer derben Bindegewebskapsel (Capsula fibrosa), im Gegensatz zur Leber selbst ist die Kapsel von Nervenfasern durchzogen, welche Schmerzreize übermitteln.

Aufgeteilt ist die Leber in zwei große Lappen, wobei der rechte Leberlappen weitaus größer als der linke ist (das Verhältnis beträgt 6:1). Die beiden Lappen sind durch ein bindegewebeartiges Band voneinander getrennt. Ein Großteil der Leber ist von den Rippen bedeckt. Mit dem linken Lappen ragt die Leber weit in den linken Oberbauch.

Versorgung der Leber

Als einziges Organ außer dem Herzen ist die Leber in zwei Blutkreisläufe eingebunden. Sagenhafte 2000 Liter Blut fließen täglich durch dieses lebenswichtige Organ. An der Unterseite der Leber befindet sich die sogenannte Leberpforte (Porta hepatis), welche das Blut aus den Bauchorganen (Magen, Dünndarm, Dickdarm usw.) sammelt und es der Leber zuführt.

Das Blut der Pfortader ist reich an Nahrungsbestandteilen aus Magen und Darm sowie Abbauprodukten der Milz und Hormonen aus der Bauchspeicheldrüse. Aufgabe der Pfortader ist es daher, der Leber die im Darm erschlossenen Nährstoffe sowie auch mögliche Giftstoffe zuzuführen.

Neben der Pfortader münden auch die Leberarterien in die Leber. Die Leberarterien versorgen die Leber mit sauerstoffreichem Blut aus dem Herzen, die Pfortader transportiert dagegen sauerstoffarmes Blut aus den Bauchorganen. Hierbei wird die Leber zu etwa 25 % mit sauerstoffreichem Blut der Leberarterie und zu etwa 75 % mit dem sauerstoffarmen Blut der Pfortader (Pfortaderkreislauf) versorgt.

Aus der Leber führen Gallengang, Lymphgefäße und Nerven.

Was der Leber schadet

- V. a. Übergewicht schadet der Leber: Mehr als 2/3 aller übergewichtigen Personen haben eine Fettleber.
- Diabetes und Insulinresistenz: Bei jedem zweiten Diabetiker ist die Leber verfettet.
- Rauchen schadet der Leber: Nikotin wird vorwiegend über die Leber abgebaut und schadet so diesem Organ. Insbesondere starkes und langjähriges Rauchen schwächt die Entgiftungsfunktion der Leber erheblich.
- Alkohol: Allgemein bekannt ist, dass gerade exzessiver Alkoholgenuss einer der größten Feinde der Leber ist.
- Organische Lösungsmittel (z. B. in Reinigern, Lacken, Kunst- und Klebstoffen sowie in Fleckenentfernungsmitteln enthalten): diese reichern sich in der Leber an, da organische Lösungsmittel fettlöslich sind.
- Pestizide (Insektenvernichtungsmittel), Herbizide (Unkrautvernichtungsmittel) reichern sich aufgrund ihrer Fettlöslichkeit in der Leber an.
- (Schwer-)metalle reichern sich in der Leber an (z. B. Arsen, Blei, Cadmium, Nickel, Antimon, Barium, Borate, Chromate, Phosphor).

- Aflatoxine (Gift aus Schimmelpilzen, bildet sich auf verschimmelten Lebensmitteln): Aflatoxine gehören zu den gefährlichsten Feinden der Leber, im schlimmsten Fall kann durch diese Giftstoffe Leberkrebs ausgelöst werden. Tückisch ist, dass die Schimmelpilze auf bestimmten Nahrungsmitteln, z. B. Nüssen und Gewürzen, nicht sichtbar sind.
- Knollenblätterpilze: Ihr Gift kann nach einer ersten Phase mit Durchfall und Erbrechen (gastrointestinale Phase) nach einer gewissen Latenzzeit zur hepatischen Phase (Leberphase) führen, die hepatische Phase führt bei nicht sofortiger Intervention zum Versagen der Leber und damit zum Tod.
- Medikamente, die über die Leber abgebaut werden: Hormone (z. B. Kontrazeptiva = „die Pille"), Paracetamol, Diclofenac, bestimmte trizyklische Antidepressiva, einige Antiepileptika, bestimmte Antibiotika, Allopurinol, sogenannte Statine gegen einen hohen Cholesterolspiegel, Tamoxifen, Corticoide usw. Insbesondere, wenn Medikamente in hoher Dosis und v. a. über viele Jahre eingenommen werden, können massive Leberschäden entstehen.
- Pflanzen wie Beinwell, Kreuzkraut, Kava-Kava, Poleiminze, Schöllkraut.
- Fettreiche Ernährung (v. a. tierische Fette), Zucker, erhöhte Kohlenhydratzufuhr, Softdrinks.

 183

- Stress und mangelnde Möglichkeit der Entspannung.
- Bewegungsmangel, insbesondere Mangel an Bewegung an frischer Luft.
- Wenig oder nicht erholsamer Schlaf.
- Darmerkrankungen (Zöliakie, chronisch entzündliche Darmerkrankungen).
- Hepatitisviren, die akute und chronische Virushepatiden hervorrufen können (Hepatitis A, B, C, D, E).
- Drogen (z. B. Ecstasy).
- (genetisch bedingte) Stoffwechselstörungen
- Ungünstige und gestörte Darmflora
- Evtl. Vitamin-D-Mangel

Hinweis

Bezüglich der im Folgenden gemachten Ausführungen darf der Leser darauf vertrauen, dass die Autorin große Sorgfalt darauf verwendet hat, dass die Angaben in diesem Buch dem neuesten Stand der Wissenschaft entsprechen. Die Erkenntnisse in der Medizin und Pharmazie sind jedoch niemals statisch, sondern unterliegen einem fortlaufenden Entwicklungsprozess. Alle Angaben können von daher immer nur dem aktuellen Wissensstand zum Zeitpunkt des Erscheinens des Buchs entsprechen.

Deshalb kann die Autorin für die gemachten Angaben keinerlei Verantwortung und Gewähr übernehmen. Die Durchführung der in diesem Buch beschriebenen Therapien und Anwendungen erfolgt auf eigene Gefahr und auf eigene Verantwortung des Benutzers. Die Autorin übernimmt keine Haftung für Personen-, Sach- und Vermögensschäden aufgrund der Durchführung der hier erwähnten Anwendungen.

Auch betreffend der in diesem Buch angegebenen Dosierungen und Mengenangaben darf der Leser darauf vertrauen, dass die Autorin große Sorgfalt darauf verwendet hat, dass diese Angaben dem neuesten Stand der Wissenschaft entsprechen. Nichtsdestotrotz kann die Autorin für Angaben zu Dosierungen keine Gewähr übernehmen. Jede Dosierung erfolgt auf eigene Gefahr des Benutzers. Auch betreffend die genannten Arzneimittel darf der Leser darauf vertrauen, dass die Autorin große Sorgfalt darauf verwendet hat und die diesbezüglichen Angaben dem neuesten Stand der Wissenschaft entsprechen. Die Autorin hat im Übrigen keine Beziehung zu den Herstellern der genannten Arzneimittel und erzielt keinerlei finanziellen Vorteil aufgrund der Erwähnung bestimmter Arzneimittel.

Ich hoffe, Ihnen mit diesem notwendigen Hinweis nicht den Spaß und die Freude an diesem Buch verdorben zu haben! Aber noch immer – oder auch gerade noch immer - gilt **Paracelsus**' berühmter Spruch: *„Alle Dinge sind Gift, und nichts ist ohne Gift; allein die Dosis macht, dass ein Ding ein Gift ist."*

Lebererkrankungen immer weiter auf dem Vormarsch

Lebererkrankungen sind in Deutschland immer weiter auf dem Vormarsch. Schätzungsweise fünf Millionen Menschen in Deutschland leiden an einer Lebererkrankung - eine erschreckende Zahl, die aufhorchen lässt.

Noch besorgniserregender ist, dass bei den 25- bis 45-jährigen Menschen Lebererkrankungen sogar eine der führenden Todesursachen ausmachen sollen. Hierbei spielt freilich die Leberzirrhose eine wesentliche Rolle – deren Inzidenz ist in den letzten Jahren ständig gestiegen. Man geht davon aus, dass momentan allein in Deutschland 350000 Menschen an einer Leberzirrhose leiden. Aber auch andere Lebererkrankungen nehmen stetig zu, so etwa die cholestatischen Leberentzündungen. Die viralen Leberentzündungen konnten dagegen durch die Entwicklung innovativer Therapeutika stark eingedämmt werden.

Aktuelle Studien belegen außerdem, dass mittlerweile ca. jeder fünfte Erwachsene eine Fettleber aufweist, die durch übermäßigen Alkoholkonsum, Übergewicht und falsche Ernährung bedingt ist.

Aufgrund der Veränderung der Lebensgewohnheiten (Überernährung, insbesondere fett- und kohlenhydratreiche Nahrung, Bewegungsmangel), des demografischen Wandels und der Zunahme von (auch lebertoxischer) Pharmakotherapie ist mit einer weiteren Zunahme des Krankheitsbildes der Fettleber zu rechnen.

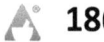

Die Zeiten für die Leber sind – wie man sieht – alles andere als rosig, es besteht also ein dringender Handlungsbedarf.

Die Fettleber – Die heimliche, unheimliche Volkskrankheit

Grundsätzlich unterscheidet man bei der Fettleber die nichtalkoholische Fettleber (NAFLD = Non-alcoholic fatty liver disease) und die alkoholische Fettleber (AFLD = Alcoholic fatty liver disease). Die alkoholische Fettleber ist durch chronischen Alkoholmissbrauch verursacht, während die nicht-alkoholische Fettleber als Fettlebererkrankung ohne signifikanten Alkoholkonsum definiert ist.

Die Fettleber beruht auf einer Störung des Fettsäure- und Triglyceridstoffwechsels der Leber.

Die Fettleber (lat. Steatosis hepatis) ist eine häufige Erkrankung der Leber mit in der Regel reversibler Einlagerung von Fett (überwiegend in Form von Triglyceriden) in die Leberzellen (Hepatozyten). Ursachen sind bspw. hoher Alkoholkonsum, Überernährung (insbesondere fett- und, kohlenhydratreiche Nahrung), Eiweißmangel, bestimmte Medikamente, Toxine, Diabetes mellitus, (erbliche) Fettstoffwechselstörungen, Schwangerschaft und Leberstauung. Beim Übergewicht ist insbesondere das viszerale Fett (Eingeweidefett) ein starker Risikofaktor – das viszerale Fett ist meist um die Bauchregion lokalisiert, weshalb hier auch vom „Apfeltyp" gesprochen wird. Auch das Vorliegen einer ungünstigen Darmflora fördert wahrscheinlich die Bildung einer Fettleber.

Bisweilen spricht man bei der nichtalkoholischen Fettleber auch von der hepatischen Manifestation des Metabolischen Syndroms. Will heißen: Kennzeichen und Charakteristikum des Metabolischen Syndroms ist meist auch die Fettleber. Die wichtigsten Symptome des Metabolischen Syndroms sind Übergewicht, Bluthochdruck, Diabetes und ein entgleister Stoffwechsel. Liegen diese Symptome als Einheit vor, spricht man auch vom tödlichen Quartett. Ärzte sprechen dann von einem Metabolischen Syndrom, wenn mindestens drei der Risikofaktoren bei einem Patienten vorliegen. Die Fettleber kann in unterschiedliche Grade eingeteilt werden. Liegt ein Fettanteil von weniger als 5 % Fett in der Leber vor, spricht man von Grad 0. Bei Fettanteilen zwischen 5 und 33 % liegt der Verfettungsgrad 1 vor, bei 34 bis 66 % Fettanteil ist der Verfettungsgrad bereits 2. Bei mehr als 66 % Fetteinlagerung in der Leber liegt der höchste Verfettungsgrad, Grad 3, vor.

Diagnose

Die Diagnose einer Fettleber kann oft schon durch Abtasten der Leber gestellt werden, anschließend wird die Sonografie (Ultraschall) als diagnostische Methode angewandt. Die Fettleber zeichnet sich durch eine Vergrößerung und eine veränderte Form der Leber aus, sowie durch erhöhte Echogenität im Vergleich mit der Niere. Auch mittels Computertomografie oder Magnetresonanztomographie kann eine Fettleber erkannt werden.

Histologisch lässt sich die Fettleber durch eine Biopsie der Leber nachweisen.

Laboranalysen bringen dagegen keinen sicheren Nachweis, da die Leberwerte (Transaminasen, γ-Glutamyltransferase) bei einer Fettleber nicht zwangsläufig erhöht sind.

Eine Steatohepatitis (Leberentzündung) liegt dann vor, wenn neben der Fettleber zusätzlich eine Leberentzündung vorliegt.

Leberentzündung (Hepatitis)

Eine Leberentzündung kann zahlreiche Ursachen haben. Je nach Verlauf unterscheidet man die akute und die chronische Hepatitis, von einer chronischen Entzündung spricht man, wenn diese länger als sechs Monate anhält. Die Ursachen für eine Hepatitis können sehr vielfältig sein, sie reichen von mechanischen Schädigungen (Prellungen), über toxische Substanzen (Medikamente, Drogen, Gifte) bis zu Krankheitserregern (Viren, Bakterien, Parasiten). Die häufigste Ursache für eine Hepatitis sind Infektionen mit den Hepatitisviren A, B, C, D, E. Merkmal jeder Art von Hepatitis ist die Schädigung und Zerstörung von Leberzellen (Hepatozyten). Aus den geschädigten Zellen werden Eiweiß und Enzyme (Transaminasen) freigesetzt. Der Anstieg der Transaminasen ist im Blutbild ersichtlich und stellt somit einen wichtigen Hinweis für das Vorliegen einer Hepatitis dar. Durch die Beeinträchtigung der Stoffwechselfunktion der Leber kann es zu einer Ansammlung von Abbauprodukten kommen, die durch eine Gelbfärbung der Haut oder der weißen Augenhaut sichtbar werden. Aus dem gestörten Energiestoffwechsel kann ein Schwächegefühl resultieren.

Da die Erkrankung aber insbesondere im Anfangsstadium oft ohne große Symptome verläuft und viele Betroffene gar nichts von ihrer Erkrankung wissen, wird die Hepatitis häufig auch als heimtückische Krankheit oder lautloser Killer bezeichnet. Einen wirksamen Schutz vor einer Infektion mit Hepatitis A und B bietet eine entsprechende Schutzimpfung, meist wird in Kombination gegen Hepatitis A und B geimpft. Gegen die anderen Formen der Virushepatitis gibt es derzeit keinen Impfschutz, so dass entsprechende Sicherheitsmaßnahmen einzuhalten sind.

Symptome einer Virushepatitis

Während der akuten Infektionsphase (die Inkubationszeit beträgt 40 bis 200 Tage, üblicherweise aber 60 bis 90 Tage) kommt es durch die Freisetzung von Entzündungsmediatoren häufig zu grippeähnlichen Symptomen, leichtem Fieber und Abgeschlagenheit. Dazu können sich Magen-Darm-Beschwerden wie Appetitlosigkeit, Übelkeit, Völlegefühl, Durchfall und Oberbauchschmerzen gesellen. In der anschließenden Phase nisten sich die Viren in der Leber ein, was häufig zu einer Vergrößerung des Organs führt. Auch eine Gelbsucht mit Gelbfärbung von Haut und weißer Augenhaut kommt mitunter vor. Der weitere Verlauf der Hepatitis hängt von der Art der Leberentzündung ab. Während die Formen Hepatitis A und E in den meisten Fällen nach einigen Wochen (meist nach drei bis acht Wochen) von selbst ausheilen, kommt es bei Hepatitis B, C und D oftmals zu einem chronischen Verlauf. Finale Stadien einer chronischen Entwicklung können Leberzirrhose oder Leberkrebs sein.

Übertragungswege der Hepatitisviren

Die Ansteckung erfolgt je nach Virustyp über unterschiedliche Übertragungswege.

Hepatitis A

Hepatitis A zählt zu den typischen „Reisekrankheiten": Die Erkrankung kommt zwar weltweit vor, v. a. aber in warmen Regionen und in Ländern mit mangelhaften hygienischen Verhältnissen. Die Übertragung erfolgt vorwiegend oral, mögliche Quellen sind verunreinigtes Trinkwasser und kontaminierte Lebensmittel (z. B. Muscheln, Austern, Salat, Früchte). In seltenen Fällen wird eine Infektion auch durch Schmierinfektionen oder Sexualkontakte verursacht. Hepatitis A heilt im Gegensatz zu Hepatitis B, C und D rasch ab. Wer einmal an Hepatitis A erkrankt ist, behält eine lebenslange Immunität. Die Diagnose erfolgt über eine Blutuntersuchung, eine spezielle Therapie gibt es nicht. Erkrankte sollten sich schonen (evtl. Bettruhe) und auf leberschädigende Nahrungs- und Genussmittel verzichten. Die sicherste Vorsorge gegen eine Hepatitis A-Infektion ist die Impfung, zusätzlich sollte eine allgemeine Hände- und Nahrungsmittelhygiene eingehalten werden. In Ländern mit unzureichender Lebensmittel- und Trinkwasserhygiene sollten Nahrungsmittel stets geschält oder gekocht werden. Trinkwasser sollte abgekocht werden, auf Eiswürfel sollte verzichtet werden.

Hepatitis B

Hepatitis B ist die häufigste Hepatitis-Erkrankung und gehört weltweit zu den häufigsten durch Viren verursachten Infektionskrankheiten. Die Übertragung erfolgt durch ungeschützten Sexualkontakt, weiter über den gemeinsamen Gebrauch von infizierten Injektionsnadeln bei intravenösem Drogenkonsum. Auch bei Nichteinhaltung von Hygienevorschriften beim Piercen, Tätowieren oder Rasieren kann es zu Infektionen kommen. Infizierte Mütter können das Virus bei der Geburt oder über die Muttermilch auf das Kind übertragen.

Die Hepatitis-B-Infektion kann akut oder chronisch verlaufen, bis zu 10 % der infizierten Erwachsenen entwickeln eine chronische Hepatitis B. Bei der chronischen Hepatitis B sind die Viren länger als sechs Monate im Blut nachweisbar. Bei etwa einem Viertel der chronisch verlaufenden Formen findet ein progredienter Verlauf statt, d. h. mit fortschreitendem Verlauf der Entzündung drohen ernsthafte Erkrankungen der Leber, wie Fibrose (bindegewebsartige Veränderung der Leber), Zirrhose und Leberzellkarzinom.

Während die akut verlaufende Hepatitis B keiner aufwendigen Therapie bedarf – auch hier genügen Schonung und Bettruhe – wird die chronische Hepatitis B in der Regel medikamentös behandelt. Hier stehen zwei Medikamentenklassen, Interferone (pegyliertes Interferon) und antiviral wirkende Medikamente (sogenannte Nukleosid- bzw. Nukleotidanaloga) zur Verfügung. Die Medikamente wirken allerdings nicht kurativ, d. h. es ist keine Heilung zu erwarten. Das Therapieziel ist hier vielmehr, den Verlauf der Erkrankung abzumildern und das Risiko von Spätfolgen zu reduzieren.

Die wirksamste Vorbeugung gegen eine Hepatitis-B-Infektion ist die Schutzimpfung sowie das Vermeiden von ungeschützten Sexualkontakten.

Hepatitis C

Die Hepatitis C zeichnet sich durch eine hohe Rate der Chronifizierung aus (bis zu 80 %), im Verlauf der Erkrankung kommt es zu schweren Leberschädigungen wie Fibrose, Zirrhose und Leberzellkarzinom. Die Übertragung erfolgt über infiziertes Blut, Hauptübertragungsweg ist die gemeinsame Benutzung von infiziertem Spritzbesteck bei intravenösem Drogenkonsum. Auch bei nasalem Drogenkonsum (Schnupfen von Drogen) ist das Risiko einer Infektion erhöht, wenn Utensilien gemeinsam benutzt werden. Eine Impfung gegen Hepatitis C gibt es nicht, seit einigen Jahren erzielt man jedoch durch neuartige Medikamente in fast allen Fällen einer chronischen Hepatitis-C-Infektion eine vollständige Heilung. Bei den neuartigen Medikamenten handelt es sich um direkt wirkende antivirale Medikamente (z. B. Proteasehemmer, Polymerasehemmer).

Hepatitis D

Die Hepatitis D tritt immer zusammen mit einer Hepatitis-B-Infektion auf – beim Hepatitis-D-Virus handelt es sich um ein sogenanntes unvollständiges Virus, das sich nicht ohne das Hepatitis-B-Virus vermehren kann. Bei einer Koinfektion mit Hepatitis D kommt es jedoch bei 70-90 % der Infizierten zu einem chronischen Verlauf und damit zu einem erhöhten Risiko für Leberfibrose, Zirrhose und Leberkrebs. Die Übertragung des Hepatitis-D-Virus erfolgt vorwiegend durch ungeschützten Geschlechtsverkehr sowie durch die gemeinsame Benutzung von Spritzen bei intravenösem Drogenkonsum. Da Hepatitis D nur im Rahmen einer Hepatitis B-Infektion auftritt, schützt eine Impfung gegen Hepatitis B auch gegen Hepatitis D. Die Therapie der Hepatitis D entspricht der einer Hepatitis B-Infektion. Zur Therapie werden auch hier Interferone (pegyliertes Interferon) und antiviral wirkende Medikamente (sogenannte Nukleosid- bzw. Nukleotid-Analoga) eingesetzt. Die Medikamente wirken auch hier allerdings nicht kurativ, d. h. es erfolgt keine Heilung.

Hepatitis E

Hepatitis E ist v. a. in Afrika, in Südamerika, in Südost- und Zentralasien und im Mittleren Osten weit verbreitet. Hepatitis E-Erkrankungen werden jedoch auch in Deutschland in den letzten Jahren vermehrt diagnostiziert, wie Hepatitis A wird Hepatitis E hauptsächlich oral übertragen. Besonders der Verzehr von rohem oder unzureichend gegartem Fleisch vom Haus- oder Wildschwein gilt als möglicher Übertragungsweg. Die Infektion erfolgt in der Regel akut und geht selten in die chronische Form über. Aktuell gibt es in Deutschland keine Impfung und keine zugelassene Therapie.

Ende der Leseprobe

Qualität & Kompetenz
im Zeichen des Mörsers
von Ihrer Apothekerin
Dr. Angela Fetzner

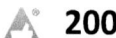 **200**